重庆市健康体检护理服务规范

Chongqing Health Examination and Nursing Service Standards

主编 姚 莉 | 官 莉 | 王 楠

重庆大学出版社

图书在版编目（CIP）数据

重庆市健康体检护理服务规范 / 姚莉，官莉，王楠
主编. -- 重庆：重庆大学出版社，2024.4
ISBN 978-7-5689-4458-8

Ⅰ.①重… Ⅱ.①姚… ②官… ③王… Ⅲ.①体格检查—技术操作规程 Ⅳ.①R194.3-65

中国国家版本馆CIP数据核字（2024）第071761号

重庆市健康体检护理服务规范
CHONGQINGSHI JIANKANG TIJIAN HULI FUWU GUIFAN

主　编　姚　莉　官　莉　王　楠
策划编辑：胡　斌
责任编辑：范春青　　版式设计：胡　斌
责任校对：邹　忌　　责任印制：张　策

*

重庆大学出版社出版发行
出版人：陈晓阳
社址：重庆市沙坪坝区大学城西路21号
邮编：401331
电话：（023）88617190　88617185（中小学）
传真：（023）88617186　88617166
网址：http://www.cqup.com.cn
邮箱：fxk@cqup.com.cn（营销中心）
全国新华书店经销
重庆愚人科技有限公司印刷

*

开本：890mm×1240mm　1/32　印张：5　字数：113千
2024年4月第1版　2024年4月第1次印刷
ISBN 978-7-5689-4458-8　定价：45.00元

《重庆市健康体检护理服务规范》
编委会

主　编　姚　莉　重庆市人民医院（重庆大学附属人民医院）

　　　　官　莉　重庆市人民医院（重庆大学附属人民医院）

　　　　王　楠　重庆市护理学会

主　审　邓　霞　重庆市人民医院（重庆大学附属人民医院）

　　　　黄显龙　重庆市人民医院（重庆大学附属人民医院）

副主编　关　华　四川省医学科学院·四川省人民医院

　　　　李　艳　重庆市人民医院（重庆大学附属人民医院）

　　　　陈　思　重庆市人民医院（重庆大学附属人民医院）

　　　　杨　艳　重庆市人民医院（重庆大学附属人民医院）

　　　　姚　蓓　中国科学技术大学附属第一医院

　　　　　　　　（安徽省立医院）

　　　　程　婧　重庆市人民医院（重庆大学附属人民医院）

编　委　刘　华　重庆市人民医院（重庆大学附属人民医院）

　　　　贺　玲　重庆市人民医院（重庆大学附属人民医院）

　　　　孙　娟　重庆市人民医院（重庆大学附属人民医院）

张书益　重庆市人民医院（重庆大学附属人民医院）

于　婵　重庆市人民医院（重庆大学附属人民医院）

李维群　重庆市人民医院（重庆大学附属人民医院）

李　茵　重庆市人民医院（重庆大学附属人民医院）

吴　娟　重庆市人民医院（重庆大学附属人民医院）

杨红玲　重庆市人民医院（重庆大学附属人民医院）

徐　芳　重庆市人民医院（重庆大学附属人民医院）

卢洪梅　重庆市人民医院（重庆大学附属人民医院）

赵斓婷　重庆市人民医院（重庆大学附属人民医院）

赵　莹　重庆市人民医院（重庆大学附属人民医院）

余　婷　重庆市人民医院（重庆大学附属人民医院）

王　力　重庆市人民医院（重庆大学附属人民医院）

李　芳　重庆市人民医院（重庆大学附属人民医院）

刘　杨　重庆市人民医院（重庆大学附属人民医院）

代　杰　重庆市人民医院（重庆大学附属人民医院）

黄　丹　重庆市人民医院（重庆大学附属人民医院）

邹　琳　重庆市人民医院（重庆大学附属人民医院）

孙应红　重庆市人民医院（重庆大学附属人民医院）

刘映雪　重庆市人民医院（重庆大学附属人民医院）

张妍红　重庆市人民医院（重庆大学附属人民医院）

胡　丽　重庆市人民医院（重庆大学附属人民医院）

叶声容　重庆市人民医院（重庆大学附属人民医院）

龚　静　重庆市人民医院（重庆大学附属人民医院）

钟　全　重庆市人民医院（重庆大学附属人民医院）

序

习近平总书记强调，"没有全民健康，就没有全面小康"。《"健康中国2030"规划纲要》指出"普及健康生活、优化健康服务、完善健康保障、建设健康环境、发展健康产业"五方面的战略任务。健康体检护理服务作为有效促进健康、增强健康供给能力的重要医疗活动，从社会价值来看，既是提升国民健康素质的根本保障，也是科学有效预防疾病的必要前提；从经济价值来看，不仅能有效降低社会和个人医疗成本，也促进了医疗机构健康体检服务的蓬勃发展。

《重庆市健康体检护理服务规范》是一本关于健康体检护理服务的专著，立足重庆经验，围绕质量与安全，构建护理管理体系，展示前沿研究成果，创新健康体检护理服务模式，在理论上对健康体检服务与管理进行深入探讨，在实践上涵盖护教研涉及的制度流程、行为规范等内容，标志着重庆市健康体检从单一体检服务转为全过程、全周期的健康管理服务，为下一步形成专家共识、行业标准、地方标准打下了坚实的基础。该书既可以作为高等院校健康管理专业参考教材，也可以作为各医疗机构健康管理（体检）中心护理管理指南，还能作为医疗行业管理与研究者的参考用书。

　　"三分医疗，七分护理"，在健康体检医疗服务中，护理的重要性不言而喻。从一定程度上讲，本书是对健康政策的创新实践，必将推进健康体检与管理专业护理学和健康管理学科建设的发展。

　　由于本书编者多次真诚的邀请和我对健康体检护理的理解与支持，盛情难却作此序。相信未来可期：健康体检护理服务将与人民健康同频共振，与数智护理紧密结合，与多学科交叉融合，迈向数字健康和智慧健康管理事业高质量发展的新时代！

中华医学会健康管理学分会常委

中华运动康复医学培训工程副主委

中国医师协会内镜健康管理与体检专委会副主委兼秘书长

北京医学会健康管理学分会常委

《健康体检与管理》杂志社副社长兼执行主编

陈　刚

前　言

　　《"健康中国2030"规划纲要》的颁布，开启了健康中国建设的新纪元，健康服务产业成为我国政府高度重视和发展的新兴业态，我国健康管理工作有了长足的发展。因此，健康管理护理这一临床护理亚专业也逐渐彰显出重要价值并趋于完善。

　　在健康管理机构，咨询问诊、前台接待、体查体测、分诊导检、报告管理、报告发放、健康宣教、后续转诊、跟踪随访、科室管理等多岗位、多环节工作均需护理人员参与，如何组织和协调受检者的全程检查，营造和谐、有序、愉快的体检氛围，高效完成体检工作，提供全程、准确、专业、全面的健康管理，护理服务规范对于整个环节至关重要。健康管理护理学科也随之朝着更为专科化、专业化、科学化的方向发展和转型。

　　健康体检护理与临床护理管理模式存在较大差异，服务规范、质量管理、专科建设也不断面临着机遇和挑战。目前，全国各健康管理机构的护理工作多以经验为参考而摸索出一套适合于自己的方法，行业内尚无系统、科学、规范的护理服务规范。健康体检护理服务规范的提出将在前所未有的基础上，诠释着理念的转变、职责的充实、模式的革新。笔者凭借对健康体检护理工作的责任与热忱，不断查阅国内外文献动态，多次参与国内外交流学习，总结多年的工作经验和实践感悟，听取全国专家同行的宝贵意见，再次沉淀更新，最终以专业内涵为导向，加强护理队伍建设，建立同质化服务规范，提升护理服务质量为目标，组织编撰了本书，力争为行业管理带来良好的开端与启发。

全书分为八章，分别从护理质量管理、护理安全管理、健康体检护理、护理工作流程、护理礼仪规范、医院感染管理、健康管理护理、护理教学管理等方面详细介绍了健康管理中心的护理工作规范。内容涵盖了护理标准化管理，护理岗位管理规范及各岗位质量考核细则，护理质量控制细则及标准，投诉事件管理规范，医疗应急管理，护理不良事件处理与报告，抢救仪器、药品、物品管理，危险化学品安全管理规范，信息安全管理规范，受检者身份识别管理规范，体检系统网络故障处理，护理外出健康管理服务规范，公务员录用体检报告管理流程，手卫生管理规范，职业暴露处理规范等。知识结构合理、内容全面、专业性强、内涵丰富。

本规范紧密结合健康体检护理现状，基于健康体检护理服务工作进行编写，成稿后有幸得到国内健康管理护理知名专家及重庆市护理学会健康管理护理专委会委员单位专家的指导（十余名专家针对书稿内容进行了两轮函询），在吸取专家意见的基础上最终定稿。本规范主编单位重庆市人民医院（重庆大学附属人民医院）是全国健康管理学科建设和科技创新中心旗舰单位，连续四年进入复旦大学《中国医院排行榜》西南地区健康管理声誉榜，也是重庆市两江新区健康体检质控中心单位、重庆市护理学会健康管理护理专委会主任委员单位，重庆市首个（全国第二个）健康管理专科护士培训基地，在全国范围内成功创办两期"健康管理护理专科护士培训班"。《重庆市健康体检护理服务规范》的编制，结合实践不断改进完善并推广至学科联合体，通过坚持技术标准与服务规范相结合，全面提升服务能力、服务水平，有效促进健康管理机构建设与发展，以期为国内健康体检护理服务提供理论依据和证据支持。

本规范编者均为全国健康管理工作业务骨干及专家，为保证本规范内容的"新""精""准"，在编写过程中，编者严谨负责，统筹规划，认真编撰，力求翔实、精准。但本规范尚缺乏时间的锤炼与打磨，若其中存在不尽完善之处，敬请各位同仁不吝赐教，提出宝贵的意见和建议。

在此，由衷感谢以下专家的支持（排名不分先后）：

邓　霞（重庆市人民医院、重庆大学附属人民医院）

关　华（四川省医学科学院·四川省人民医院）

唐　兰（重庆医科大学附属第一医院）

许国琼（重庆医科大学附属第二医院）

邓亚军（重庆大学附属三峡医院）

彭　丽（重庆市第五人民医院）

梁　玲（重庆大学附属肿瘤医院）

舒攀桃（重庆大学附属涪陵医院）

庞　爱（重庆市第六人民医院）

张国梅（重庆市万盛经济技术开发区人民医院）

何云美（重庆大学附属沙坪坝医院）

编　者

2023 年 11 月

目　录

第一章 护理质量管理

一、护理标准化管理

（一）护理组织管理标准化

1. 护理组织管理体系健全，职能明确，设置三层级管理模式，分别为护士长—护理组组长—护理组员以及护士长—护理质控组组长—护理质控组组员，其中护士长、护理组组长、护理质控组组长实行逐级管理，各司其职。

2. 有健全、系统的护理管理制度。科内制订标准化护理规章制度，统一各护理小组的管理制度，按照8S管理制度要求制订[8S是指整理（Seiri）、整顿（Seiton）、清扫（Seiso）、清洁（Seiketsu）、素养（Shitsuke）、安全（Safety）、节约（Save）、学习（Study）]，如前台组岗位管理规范、采血组岗位管理规范、导检组岗位管理规范、录入组岗位管理规范、技术组岗位管理规范、物资管理制度、安全管理制度、医院感染管理制度、护理教学制度等，各制度包含该护理小组或该方面各种工作规范、操作流程、交接规范、应急预案、考核细则等。

3. 各级护理人员岗位职责健全。按不同工作岗位制订工作人员的岗位职责，严格按照岗位职责开展工作。

4. 对护理人员进行分层管理，合理配备人力资源。建立健康管理中心护理人员专业技术档案，专人管理护理人员分层管理能力申请审核表、护士执业资格证书、毕业证书、职称证书、专科护士证书复印件等资料并动态更新。

5. 每年年底召开护理工作总结会议，制订次年度护理工作计划，做到目标明确，有达标措施，落实责任者每季度有安排，每月有重点，年终有总结。

（二）护理质量管理标准化

1. 建立护理质量管理组织，有质量监控制度。按照质量与安全管理标准对科室护理质量与安全实施全面管理。每月有计划、有目的、有针对性地对护理工作进行检测评价，及时发现工作中存在的问题与不足，对出现的质量安全问题进行分析，制订整改措施并落实，检查有记录并及时反馈，每月填写护理质量分析记录。

2. 制订各小组质量标准及质控措施，确定组内护理质控指标。

3. 严格执行隔离消毒及消毒灭菌效果监测制度，每个诊室设置负责人，分责管理。

4. 护士长每周组织一次护士会议，总结本周护理工作，布置下一周工作任务。

（三）护理技术管理标准化

1. 严格执行医院护理技术操作规程，统一标准。

2. 护理人员"三基"水平达标：理论 ≥ 80 分、操作 ≥ 90 分。

3. 熟知本专业护理新业务、新技术。

4.熟练掌握护理各项操作技术，如急救技术、静脉采血、辅助检查操作流程等。

5.心电图检查、动脉硬化检查、尿素呼气实验等辅助检查操作护士应通过相关培训和考核，取得操作授权书方能进行操作。

（四）护理信息管理标准化

1.护士长负责科室护理信息系统管理。

2.科室应有健全的、系统的信息管理制度，信息工程师专人负责科室护理人员的工作账号管理及监控，如发现任何工作账号异常情况，立即上报，酌情停用。

3.为确保护理信息系统的信息安全，每位护理人员必须与科室签订保密协议，工作账号必须修改初始密码，设置安全系数较高的个人密码。

4.护理人员未经允许不得对受检者信息进行下载、复印、拍照，不得将相关资料带出健康管理中心，不得通过电话、网络、交谈等形式泄露给其他人员。

5.护理人员按所在小组，根据工作岗位需要，对组内护理人员体检系统权限实行授权管理，信息工程师负责执行，未经领导小组批准，不得擅自开通权限。护理人员入职、变更小组、离职时，由组长按照科室统一规定向主任提交工作账号申请、变更、注销手续，主任签字同意后交由信息工程师存档并执行工作账号申请、变更、注销。

6.护理人员不得将本人系统操作密码告诉他人，包括实习生、进修生等，操作完毕或者离开岗位时，应及时退出信息系统，避免护理信息系统被他人恶意使用。

7.护理人员调离本科室，护士长应及时将其移出本科室工作站。

8.护理人员发现或怀疑有计算机病毒入侵，应立即断开本机网络，通知科室信息工程师处理，并向护士长和分管领导报告备案。

9.对泄露受检者信息的当事人，由健康管理中心领导小组根据泄露事项的具体情况，按照科室相关规定，对泄密责任者进行处分，并追究泄密者及有关人员责任。

（五）护理服务模式标准化

1.服务有温度：热情接待受检者、微笑服务、仔细倾听、耐心解释、细心嘱咐、主动关心。

2.职业有态度：热爱护理事业、保持良好医德医风，工作严谨、认真、仔细、慎独、积极、主动、包容、自信、创新，富有爱心、责任心和同情心。

3.专业有深度：加强护理学科建设及健康管理专科护士培养，促进护士专科能力提升，创新发展多元化护理服务，推动护理技术提高，实现护理难题突破，在护理教育、护理实践、护理管理、护理科研等方面不断探索和提高。

4.质量有高度：不断完善护理质量控制体系和持续改进机制，运用科学方法不断改进护理实践，持续完善护理敏感指标，实现以精准数据为基础的质量改进模式。

（六）物资管理标准化

1. 向医院相关科室申报、领取所需物资，并建立台账。

2. 做好所需物资日常保管工作及使用监督。

3. 检查所需物资有效期、包装是否完备、是否被污染。

4. 及时补充物资，按照开源节流的原则领取和发放。

5. 每月末进行库存盘点，保证账物相符。

二、护理岗位管理规范

（一）护理岗位设置规范

1. 按照科学管理、按需设岗、保障受检者安全和护理质量的原则合理设置护理岗位，明确岗位职责和任职条件，建立岗位责任制度，提高管理效率。

2. 合理设置护理岗位，如预约护士岗、前台护士岗、技术护士岗、导检护士岗、采血护士岗、报告录入护士岗、健康档案室护士岗等。

3. 明确岗位职责，结合工作性质、工作任务、责任轻重和技术难度等要素，明确岗位所需护士的任职条件。

4. 护士的经验能力、技术水平、学历、专业技术职称应当与岗位的任职条件相匹配。

（二）护士数量配置要求

1. 按照护理岗位的职责要求合理配置护士，不同岗位的护士数量和能力素质应当满足工作需要，并且按照岗位的工作量、技术难度、专业要求和工作风险等，合理配置、动态调整，以保障护理质量和受检者安全。

2. 根据科室特点、护理工作量实行科学的排班制度。工作量较大的岗位应适当增加护士的数量；护士排班兼顾工作需要和护士意愿，体现对受检者的连续、全程、人性化护理和护士的人文关怀。

3. 护理岗位护士缺失时应及时进行补充，确保突发事件以及特殊情况下健康体检护理人力的应急调配。

（三）绩效考核要求

1. 建立并实施护士定期考核制度，以岗位职责为基础，以日常工作和表现为重点，内容包括护士的工作业绩考核、职业道德评定和业务水平测试。考核结果与护士的收入分配、奖励、评先评优、职称评聘和职务晋升挂钩。

2. 工作业绩考核主要包括护士完成岗位工作的质量、数量、技术水平以及受检者满意度等情况；职业道德评定主要包括护士尊重、关心、爱护受检者，保护受检者隐私，注重沟通，体现人文关怀，维护受检者权益的情况；业务水平测试主要包括护士规范执业，正确执行临床护理实践指南和护理技术规范，为受检者提供整体护理服务和解决实际问题的能力。

3. 实行岗位绩效工资制度，护士的个人收入与绩效考核结果挂钩，以护理服务质量、数量、技术风险和受检者满意度为主要依据，注重工作表现和工作业绩，并向工作量大、技术性难度高的护理岗位倾斜，形成有激励、有约束的内部竞争机制，体现同工同酬、多劳多得、优绩优酬。

4. 完善护士专业技术资格评价标准，注重工作业绩、技术能力、医德医风和受检者满意度。

（四）加强护士岗位培训

1.建立并完善护士培训制度。根据本医院护士的实际业务水平、岗位工作需要以及职业生涯发展，制订、实施护士在职培训计划，加强护士的继续教育，注重新知识、新技术的培训和应用。护士培训要以健康管理中心护理岗位需求为导向、岗位胜任力为核心，突出专业内涵，注重实践能力，提高人文素养，适应健康体检护理发展的需要。

2.加强新护士培训。实行岗前培训和岗位规范化培训。岗前培训应当包括相关法律法规、医院规章制度、服务理念、医德医风以及医患沟通等内容；岗位规范化培训应当包括岗位职责与素质要求、健康体检护理规范和标准、健康体检护理技术操作等，提高护士为受检者提供整体护理服务的意识和能力。

3.加强专科护理培训。根据健康体检专科护理发展和专科护理岗位的需要，按照国家卫生健康委员会和省级卫生行政部门要求，开展对护士的专科护理培训，重点加强健康管理、健康教育和护理科研培训，提高专业技术水平。

4.加强护理管理培训。从事护理管理岗位的人员，应当按照要求参加管理培训，包括现代管理理论在护理工作中的应用、护士人力资源管理、人员绩效考核、护理质量控制与持续改进、护理业务技术管理等，提高护理管理者的理论水平、业务能力和管理素质。

三、护理各岗位质量控制细则

健康管理中心实行按需设岗，如预约护士岗、前台护士岗、技术护士岗、导检护士岗、采血护士岗、报告录入护士岗、健康档案室护士岗等，将工作细化，在护理流程上进一步规范护理岗位管理，制订护理各岗位质量控制细则。

预约护士岗位质量控制细则

项目	标准与要求	检查方法
基本要求	1. 工作时间： 　早班、正班人员按要求 7：00 准时到岗，其他人员 7：15 到岗，做好准备工作；不得迟到、早退、脱岗、旷工。 2. 仪容仪表： 　（1）淡妆上岗，着装整洁，统一穿白色护士鞋或黑色单鞋，严禁佩戴过于花哨的头饰及耳环，不得留长指甲或染指甲。 　（2）工作期间举止端庄，精神振作；保持良好的站、坐、行姿态，站立时挺胸、收腹，两手在身体两侧自然下垂或轻握双手于下腹部；坐时上身端正挺直，两腿并拢后收，并且双手自然置于腿上；行走时步履轻快稳健，自然大方；不得倚靠墙壁或门框，不得袖手、背手和将手插入衣袋，不得搭肩挽臂或在诊室吃东西。 3. 服务规范： 　（1）工作期间讲普通话，解释耐心，落实首问负责制。 　（2）选择适合受检者的称呼。注意使用保护性医疗语言和"请，您好，谢谢，对不起，请原谅，不客气，请稍等，谢谢合作"等基本用语。	现场查看

续表

项目	标准与要求	检查方法
基本要求	（3）上班期间不得玩手机、聊天，接电话需避开受检者，如无重要事情接电话不得超过5分钟。 （4）保护受检者的个人信息等隐私，不得向任何人泄露。	现场查看
服务质量控制	1.检前： （1）积极宣传预约制体检优势及预约方式。 （2）按照8S管理制度，做好预约区域、健康管理区域管理，保证整洁舒适。 （3）查看网上预约人数，提前了解次日体检流量。 2.检中： （1）指导受检者完成检前问卷及体检项目初选，如受检者需做进一步咨询可带至咨询医生处。 （2）确认项目后安排受检者至预约区绿色通道打印导诊单。 （3）专人负责MRI、增强CT、胃肠镜预约，所有护士均须掌握全部预约流程。 （4）遇到突发情况、纠纷矛盾，及时给予沟通解决，并据实上报。 3.检后： （1）告知受检者在线领取体检报告的优势，并教会受检者查看及打印体检报告的操作流程。 （2）每日下午完成手机（电子）报告发放，组长定期抽查发放及领取情况，每月做好手机报告发放质量控制。 （3）健康管理专员负责公众号健康知识及科室实时信息推送，定时补充更新健康管理区域健康宣教资料。	现场考核
相关质控指标	网上预约率、健康体检问卷完成率、手机报告发放率	指标量化

前台护士岗位质量控制细则

项目	标准与要求	检查方法
基本要求	1. 工作时间： 　早班、正班人员按要求 7：00 准时到岗，其他人员 7：15 到岗，做好准备工作；不得迟到、早退、脱岗、旷工。 2. 仪容仪表： 　（1）淡妆上岗，着装整洁，统一穿白色护士鞋或黑色单鞋，严禁佩戴过于花哨的头饰及耳环，不得留长指甲或染指甲。 　（2）工作期间举止端庄，精神振作；保持良好的站、坐、行姿态，站立时挺胸、收腹，两手在身体两侧自然下垂或轻握双手于下腹部；坐时上身端正挺直，两腿并拢后收，并且双手自然置于腿上；行走时步履轻快稳健，自然大方；不得倚靠墙壁或门框，不得袖手、背手或将手插入衣袋，不得搭肩挽臂或在诊室吃东西。 3. 服务规范： 　（1）工作期间讲普通话，解释耐心，落实首问负责制。 　（2）选择适合受检者的称呼。注意使用保护性医疗语言和"请，您好，谢谢，对不起，请原谅，不客气，请稍等，谢谢合作"等基本用语。 　（3）上班期间不得玩手机、聊天，接电话需避开受检者，如无重要事情接电话不得超过 5 分钟。 　（4）保护受检者的个人信息等隐私，不得向任何人泄露。	现场查看
服务质量控制	1. 检前准备： 　（1）严格按照操作规程完成，对团队所有信息、套餐、名单正确录入。	现场考核

续表

项目	标准与要求	检查方法
服务质量控制	（2）设置互助组双人进行查对，确保信息、项目准确无误。 （3）重要团队、特殊团队组长再次进行查对。 2.检中登记： （1）实行实名制体检，认真核对个人信息、婚姻状况、电话号码，团体套餐项目是否正确，进行现场人像采集。 （2）熟悉体检项目价格和检查意义，判断体检项目是否合理，有无重复或价格错误。 （3）导诊单上个人信息、项目需告知受检者本人核对，确认无误后受检者签名。受检者做乙肝项目或未婚女性做已婚项目，需告知并签知情同意书。 3.检后回收体检单： （1）体检完毕，回收体检导诊单，查对体检项目完成情况（漏检、弃检、延期），与受检者确认报告领取方式。 （2）系统回收导诊单，两人交叉查，组长进行部分抽查。	现场考核
相关质控指标	受检者基本信息登记差错率、体检项目录入差错率、实名制体检率、导诊单回收处理缺陷率。	指标量化

导检护士岗位质量控制细则

项目	标准与要求	检查方法
基本要求	1.工作时间： 　早班、正班人员按要求 7：00 准时到岗，其他人员 7：15 到岗，做好准备工作；不得迟到、早退、脱岗、旷工。 2.仪容仪表： 　（1）淡妆上岗，着装整洁，统一穿白色护士鞋或黑色单跟鞋，严禁佩戴过于花哨的头饰及耳环，不得留长指甲或染指甲。 　（2）工作期间举止端庄，精神振作；保持良好的站、坐、行姿态，站立时挺胸、收腹，两手在身体两侧自然下垂或轻握双手于下腹部；坐时上身端正挺直，两腿并拢后收，并且双手自然置于腿上；行走时步履轻快稳健，自然大方；不得倚靠墙壁或门框，不得袖手、背手或将手插入衣袋，不得搭肩挽臂或在诊室吃东西。 3.服务规范： 　（1）工作期间讲普通话，解释耐心，落实首问负责制。 　（2）选择适合受检者的称呼。注意使用保护性医疗语言和"请，您好，谢谢，对不起，请原谅，不客气，请稍等，谢谢合作"等基本用语。 　（3）上班期间不得玩手机、聊天，接电话需避开受检者，如无重要事情接电话不得超过 5 分钟。 　（4）保护受检者的个人信息等隐私，不得向任何人泄露。	现场查看
服务质量控制	1.检前准备： 　（1）确保各诊室及公共区域物资齐全，及时检查消毒液有效期，保证体检工作的顺利开展。	现场考核

续表

项目	标准与要求	检查方法
服务质量控制	（2）每周固定时间对各临床诊室物品进行清洁、整理，更换床单（床单如有污迹应随时更换）。 （3）主动询问受检者是否需要帮助，并为其安排合理的流程，对受检者提出的问题及时给予答复。 2. 检中分流： （1）合理分流，科学指导受检者快速、有序地完成各项检查，并保持体检区域安静整洁。 （2）体检流程安排应遵循先空腹后非空腹，避免来回走动，优化体检路线的原则。 （3）指导受检者正确留取大小便标本，及时送检大小便，并做好送检登记。体检结束后巡视男女卫生间，检查有无遗漏的标本。 3. 检后： （1）体检完毕及时收集受检者的意见和建议，并反馈转达给组长或护士长。 （2）体检完毕用紫外线灯照射妇科、阴道超声等诊室各 1 小时。每周用 95% 酒精擦拭紫外线灯管。	现场考核
相关质控指标	护理服务满意度、大小便标本送检正确率。	指标量化

技术护士岗位质量控制细则

项目	标准与要求	检查方法
基本要求	1. 工作时间： 　早班、正班人员按要求 7：00 准时到岗，其他人员 7：15 到岗，做好准备工作；不得迟到、早退、脱岗、旷工。 2. 仪容仪表： 　（1）淡妆上岗，着装整洁，统一穿白色护士鞋或黑色单鞋，严禁佩戴过于花哨的头饰及耳环，不得留长指甲或染指甲。 　（2）工作期间举止端庄，精神振作；保持良好的站、坐、行姿态，站立时挺胸、收腹，两手在身体两侧自然下垂或轻握双手于下腹部；坐时上身端正挺直，两腿并拢后收，并且双手自然置于腿上；行走时步履轻捷稳健，自然大方；不得倚靠墙壁或门框，不得袖手、背手和将手插入衣袋，不得搭肩挽臂或在诊室吃东西。 3. 服务规范： 　（1）工作期间讲普通话，解释耐心，落实首问负责制。 　（2）选择适合受检者的称呼。注意使用保护性医疗语言和"请，您好，谢谢，对不起，请原谅，不客气，请稍等，谢谢合作"等基本用语。 　（3）上班期间不得玩手机、聊天，接电话需避开受检者，如无重要事情接电话不得超过 5 分钟。 　（4）保护受检者的个人信息等隐私，不得向任何人泄露。	现场查看
服务质量控制	1. 检前（核对信息）： 　（1）熟练掌握仪器设备的操作方法，仪器有故障隐患时，应及时排除。	现场考核

续表

项目	标准与要求	检查方法
服务质量控制	（2）认真核对受检者姓名、性别、年龄、体检项目，询问病史、既往史、告知该项检查目的和禁忌证。 2.检中（熟练操作）： （1）协助受检者摆放体位，告知检查中的注意事项。 （2）再次核对受检者个人信息，准确录入检查系统，如身高、体重、血压、既往病史等。 （3）检查结束搀扶受检者下床，查对检查结果与小结是否相符，完成结果的上传，并签上工号。 3.检后： （1）再次查对检查结果与小结是否相符。 （2）严格执行院感相关规定，操作前后洗手，垃圾分类放置。 （3）做好诊室仪器设备的清洁、消毒、维护工作，出现问题及时通知设备人员维修处理，详细记录维修保养的时间，更换零件的名称及数量。	现场考核
相关质控指标	仪器设备完好率、检查报告结论相符率。	指标量化

采血护士岗位质量控制细则

项目	标准与要求	检查方法
基本要求	1.工作时间： 早班、正班人员按要求7：00准时到岗，其他人员7：15到岗，做好准备工作；不得迟到、早退、脱岗、旷工。	现场查看

续表

项目	标准与要求	检查方法
基本要求	2.仪容仪表： （1）淡妆上岗，着装整洁，统一穿白色护士鞋或黑色单鞋，严禁佩戴过于花哨的头饰及耳环，不得留长指甲或染指甲。 （2）工作期间举止端庄，精神振作；保持良好的站、坐、行姿态，站立时挺胸、收腹，两手在身体两侧自然下垂或轻握双手于下腹部；坐时上身端正挺直，两腿并拢后收，并且双手自然置于腿上；行走时步履轻捷稳健，自然大方；不得倚靠墙壁或门框，不得袖手、背手和将手插入衣袋，不得搭肩挽臂或在诊室吃东西。 3.服务规范： （1）工作期间讲普通话，解释耐心，落实首问负责制。 （2）选择适合受检者的称呼。注意使用保护性医疗语言和"请，您好，谢谢，对不起，请原谅，不客气，请稍等，谢谢合作"等基本用语。 （3）上班期间不得玩手机、聊天，接电话需避开受检者，如无重要事情接电话不得超过5分钟。 （4）保护受检者的个人信息等隐私，不得向任何人泄露。	现场查看
服务质量控制	1.检前（用物准备）： 准备采血用物（采血管、采血针、安尔碘、棉签、采血针、压脉带、治疗巾、脉枕、手消毒液、签字笔），检查无菌物品（采血管、采血针、棉签、安尔碘、手消毒液），确认以上物品在有效期内。 2.检中（规范操作）： （1）个人防护：采血前佩戴医用帽子、口罩与手套。	现场考核

续表

项目	标准与要求	检查方法
服务质量控制	（2）询问过敏史及其他禁忌。 （3）受检者信息查对：用两种以上方式确认（受检者自诉姓名、出生年月，操作人员核对照片或身份证）。 （4）项目查对：检查项目是否符合规范、有无重复。 （5）试管查对：条形码信息、试管数量是否与导诊单相符，试管颜色是否有误。 （6）一人一针一巾一带，选择合适静脉，按标准流程进行采集。 （7）采集中、后，再次核对信息，保证血液质量符合检测要求。 3. 检后： （1）采血完毕交代注意事项。 （2）严格垃圾分类，医疗垃圾处置规范。 （3）每小时送检一次标本，与检验组接收人员一起清点数量，核对无误后登记在交接登记本上。	现场考核
相关质控指标	采血重复穿刺率、血液标本溶血率、血液标本凝血率。	指标量化

报告录入护士岗位质量控制细则

项目	标准与要求	检查方法
基本要求	1. 工作时间： 　早班、正班人员按要求 7：00 准时到岗，其他人员 7：15 到岗，做好准备工作；不得迟到、早退、脱岗、旷工。	现场查看

项目	标准与要求	检查方法
基本要求	2.仪容仪表： （1）淡妆上岗，着装整洁，统一穿白色护士鞋或黑色单鞋，严禁佩戴过于花哨的头饰及耳环，不得留长指甲或染指甲。 （2）工作期间举止端庄，精神振作；保持良好的站、坐、行姿态，站立时挺胸、收腹，两手在身体两侧自然下垂或轻握双手于下腹部；坐时上身端正挺直，两腿并拢后收，并且双手自然置于腿上；行走时步履轻捷稳健，自然大方；不得倚靠墙壁或门框，不得袖手、背手和将手插入衣袋，不得搭肩挽臂或在诊室吃东西。 3.服务规范： （1）工作期间讲普通话，解释耐心，落实首问负责制。 （2）选择适合受检者的称呼。注意使用保护性医疗语言和"请，您好，谢谢，对不起，请原谅，不客气，请稍等，谢谢合作"等基本用语。 （3）上班期间不得玩手机、聊天，接电话需避开受检者，如无重要事情接电话不得超过5分钟。 （4）保护受检者的个人信息等隐私，不得向任何人泄露。	现场查看
服务质量控制	1.检前： （1）保持工作环境清洁、整齐，协助导检护士维持体检秩序，保持工作环境安静。 （2）备齐当日所需用物：擦纸巾、耦合剂、隔离膜、治疗巾等。 2.检中： （1）热情接待受检者，认真核对受检者信息（姓名、性别、婚姻状况、体检部位是否正确等），	现场考核

续表

项目	标准与要求	检查方法
服务质量控制	杜绝换人体检。有腹部彩超时询问受检者是否空腹，有前列腺彩超或妇科彩超时询问是否憋尿。 （2）准确录入超声医生告知的描述、数据及诊断等内容，复述无误后审核报告。若未听清楚或有疑问，应及时询问清楚后再录入、审核报告。 （3）当检查结果出现危急值或重要异常结果时，应做好登记工作，协助医生做好沟通及处理。 （4）保护受检者隐私，不得泄露受检者相关信息。 （5）对老年或行动不便受检者应主动搀扶，防止跌倒或坠床情况发生。 3. 检后： （1）待全部超声检查完毕，应对当日录入的超声描述、结论、数值等再次核对，若发现有误，及时询问清楚，及时修正。 （2）负责体检报告的汇总、查对、打印发放工作，确保体检报告质量。 （3）下班前关闭诊室所有电源，清洁设备及床单位。	现场考核
相关质控指标	彩超报告录入正确率、体检报告查对合格率、体检报告及时完成率。	指标量化

健康档案室护士岗位质量控制细则

项目	标准与要求	检查方法
基本要求	1. 工作时间： 　早班、正班人员按要求 7：00 准时到岗，其他人员 7：15 到岗，做好准备工作；不得迟到、早退、脱岗、旷工。 2. 仪容仪表： 　（1）淡妆上岗，着装整洁，统一穿白色护士鞋或黑色单鞋，严禁佩戴过于花哨的头饰及耳环，不得留长指甲或染指甲。 　（2）工作期间举止端庄，精神振作；保持良好的站、坐、行姿态，站立时挺胸、收腹，两手在身体两侧自然下垂或轻握双手于下腹部；坐时上身端正挺直，两腿并拢后收，并且双手自然置于腿上；行走时步履轻捷稳健，自然大方；不得倚靠墙壁或门框，不得袖手、背手和将手插入衣袋，不得搭肩挽臂或在诊室吃东西。 3. 服务规范： 　（1）工作期间讲普通话，解释耐心，落实首问负责制。 　（2）选择适合受检者的称呼。注意使用保护性医疗语言和"请，您好，谢谢，对不起，请原谅，不客气，请稍等，谢谢合作"等基本用语。 　（3）上班期间不得玩手机、聊天，接电话需避开受检者，如无重要事情接电话不得超过 5 分钟。 　（4）保护受检者的个人信息等隐私，不得向任何人泄露。	现场查看

续表

项目	标准与要求	检查方法
服务质量控制	1.健康档案按团检、个检、特殊、入职及快递等方式进行分类保存，并在24小时内通过健康管理平台向受检者发放领取报告的通知。 2.个检报告按照受检者姓氏首字母A到Z顺序进行整理放置；团队体检报告按照单位名称首字母A到Z顺序分类整理放置。 3.打印团检报告名单，若发现有误，及时与前台、录入护士核对，并将整理好的团检报告与单位负责人做好交接工作，按时追踪、清理团检报告。 4.超出报告存放时间的体检报告，按科室健康档案存放规定处理。	现场考核
相关质控指标	体检报告积压率。	指标量化

四、护理质量控制细则及标准

项目	质量标准	检查方法
环境设施	1. 各区域环境清洁、舒适、安静、安全；标识统一、张贴规范。 2. 分区明确、布局流程科学合理；基础设施配备齐全、功能完好。 3. 诊室床单位整洁，物品摆放整齐。	现场查看
人力资源	1. 合理排班，保障各岗位体检工作有序开展。 2. 加强各岗位护理人员轮转学习，做到一人多岗，一岗多能，可根据工作需要弹性调整。	现场查看
护理质量	1. 有健全的工作制度、岗位职责、工作流程及各类应急预案等。 2. 护士熟知岗位职责、熟练掌握各项工作流程。 3. 有质控小组及质量检查评价标准，每月有质量检查、护理缺陷登记及护理质量分析、讨论，持续改进措施，并有记录。 4. 护士熟练掌握各体检项目意义、注意事项、各种体检套餐项目及适应人群。 5. 体检服务流程规范，能及时引导受检者顺利完成体检。 6. 按标本采集流程采集标本，标本保存、交接符合规范。 7. 严格把控体检报告发放时限，超出报告存放时间的体检报告，按科室健康档案存放规定及时处理。	现场考核
护理安全	1. 严格执行科室信息安全管理制度，工作人员不得泄露受检者信息。 2. 急救设备、氧气筒（管道）性能完好，处于备用状态；急救车整洁，物品、药品齐全，标识规范，放置有序，无过期，交接班有记录。	现场查看

续表

项目	标准与要求	检查方法
护理安全	3.严格执行手卫生；执行环境消毒规范，定期培养检测，并做好登记；用物及无菌物品按要求分类放置，确保在有效期内；医疗垃圾分类处置正确。	现场查看
优质护理	1.关心体贴受检者，服务热情、态度和蔼、文明礼貌。 2.科室每月进行受检者满意度调查。 3.设立受检者心声本，及时听取受检者意见。 4.对年老体弱受检者主动给予照顾、帮助，必要时优先安排体检；开设糖尿病受检者采血绿色通道。 5.有便民措施（饮用水、轮椅、便民箱等设施）。	现场查看

五、投诉事件管理规范

为了加强医院的医疗质量管理与安全管理，提高医疗服务的安全性和有效性，进一步改善服务态度，增强服务意识，规范服务行为，及时接待受检者，正确处理好纠纷，构建和谐医检关系，制订此规范。

实行"首问负责制"，接到投诉后，根据投诉内容进行分类处理，将投诉分为三大类：服务态度类、医疗类、重大影响类。

1. 服务态度类：了解情况后先安抚受检者，当场能解决的事情当场解决，若无法当场解决，及时通知组长或楼层护士长，解决后将投诉内容记录于投诉登记表内。

2. 医疗类：了解情况后先安抚受检者，立即通知护士长或主任解决，解决后将投诉内容记录于投诉登记表内。

3. 重大影响类：了解情况后先安抚受检者，带至休息区并立即上报护士长、主任现场处理，解决后将投诉内容记录于投诉登记表内。

各类投诉登记表

时间	投诉人姓名	体检号	单位	电话号码	接待人	投诉类别	投诉对象	受理人	事件详情	处理结果

第二章 护理安全管理

一、医疗应急管理

在健康体检工作中，体检对象除了健康人群、亚健康人群，还有部分存在潜在风险的高危人群，甚至是带病受检者，健康管理中心应成立医疗应急管理小组，对需紧急处理的受检者进行及时救治。

1. 在体检过程中医护人员发现需紧急处理的情况时，立即上报急诊医生，并通知上级医师、护士长、科主任统筹安排，实施现场急救，必要时与医院本部协调，为受检者后续进一步救治创造条件。

2. 制订晕针晕血、低血糖反应、高血压危象、急性冠脉综合征、心脏骤停、脑卒中、上消化道出血等各类疾病应急措施，完善应急流程。

3. 配备氧气瓶、吸痰器、简易呼吸器、除颤仪等急救物品、药品，由专人负责管理，并保持急救物品、器材随时处于完好备用状态；遵循定点放置、定专人管理、定品种数量、定期清点整理的"四定"原则进行急救车管理。

4. 中心所有工作人员都应明确急救设备的放置点、各种急救用品和药物的使用方法，以便做好急救工作的准备。

5.加强医疗应急措施培训学习、演练。强化中心工作人员急救意识，定期组织急救培训及急救演练，熟悉急救处理预案，做到分工明确、抢救程序规范等，有效保证急救的黄金时间，提高急救成功率。

二、护理不良事件处理与报告

（一）护理不良事件定义

护理不良事件是指在护理工作中发生的不在计划中、未预计到或通常不希望发生的事件，包括患者在住院期间发生的一切与治疗目的无关的事件，如护理缺陷、药物不良反应、仪器设备所致不良事件、意外事件（如患者走失、跌倒）等。

（二）护理不良事件分级（分级参考：《2016年国家医疗服务与质量安全报告》）

1. Ⅰ级事件：发生错误，造成患者死亡。

Ⅰ级：不良事件发生导致患者死亡。

2. Ⅱ级事件：发生错误，且造成患者伤害。

H级：不良事件发生并导致患者需要治疗来挽救生命。

G级：不良事件造成患者永久性伤害。

F级：不良事件造成患者暂时性伤害并需要住院或延长住院时间。

E级：不良事件造成患者暂时性伤害并需要进行治疗或干预。

3. Ⅲ级事件：发生错误，但未造成患者伤害。

D级：不良事件累及患者需要进行监测以确保患者不被伤害，或需通过干预阻止伤害发生。

C级：不良事件累及患者但没有造成伤害。

B 级：不良事件发生但未累及患者。

4.IV级事件：错误未发生（错误隐患）。

A 级：客观环境因素可能引发不良事件（不良事件隐患）。

（三）处置

1.发生护理不良事件后，积极采取补救措施，最大限度地降低对患者的损害，必要时组织全院多科室联合抢救、会诊等工作。对重大不良事件（I 级、II 级），护理部于抢救或紧急处理结束后应立即组织人员进行调查核实。

2.发生重大不良事件（I 级、II 级）的各种有关记录、检验报告及造成患者损害的药品、器具均要妥善保管，不得擅自涂改、销毁、藏匿、转移、调换，相关标本须保留，以备鉴定。违反规定者要追究相关责任。

3.凡实习、进修人员发生的护理缺陷或安排护理员、卫生员进行职责范围以外的工作而发生的缺陷，均由带教者及安排者承担责任。

（四）报告流程

1.上报方式：口头、电话、书面、医院不良事件上报系统、医院网络系统。

（1）发生 I 级、II 级不良事件后，当事人或其他发现人员应立即报告科主任 / 护士长，并通过医疗安全（不良）事件报告系统报告上级，同时电话告知相应主管部门，夜间或节假日则报给总值班人员。科室组织科内讨论并在 1 ~ 2 个工作日内将结果报告相关部门。

（2）发生Ⅲ级、Ⅳ级不良事件，当事人或其他发现人员立即报告科主任 / 护士长，并通过医疗安全（不良）事件报告系统报告上级。科室组织讨论并在 5 个工作日内将结果报告相关部门。

2. 上报流程：

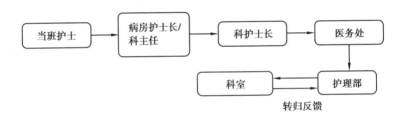

（五）结果分析

不良事件上报后，护理部每季度对上报资料进行汇总分析并在全院护理质量管理委员会会议上通报。对严重、典型不良事件，在当月护士长会上通报。

（六）安全（不良）事件报告的保密性和激励措施

1. 保密性：报告人可通过各种形式具名或匿名报告，相关部门将严格保密。

2. 激励措施：护理部营造开放、公平、非惩罚性的护理安全文化氛围，鼓励责任人及科室主动报告护理不良事件。

（1）鼓励自愿报告，对主动报告Ⅲ、Ⅳ级安全（不良）事件且积极整改的科室，可免予处罚。

（2）对主动报告Ⅰ、Ⅱ级安全（不良）事件的科室，医院将根据事件处理结果酌情减轻处罚。

（3）对于隐瞒不报并由此引发医疗纠纷的，经查实按医院《医疗纠纷（事故）防范、预警与处理规定》进行处理。

（4）每年由医院医疗质量管理委员会对护理安全（不良）事件报告中表现突出的个人及科室提出奖励建议，并报医院批准后给予奖励。

三、抢救仪器、药品、物品管理

1.定数量与品种。根据部门情况，确定科室的抢救仪器、药品、物品的数量及品种，抢救车中的药品与物品必须包含护理部要求的数量及品种。

2.定位放置。各种抢救仪器、药品、物品均应定位放置，并易于取放、标识明确，使用后及时归位。

3.定人保管。各种抢救仪器、药品、物品应有专人负责保管，所有护理人员均应能熟练操作抢救仪器设备，对报警能迅速处理。

（1）抢救车应清洁、规范、整齐，药品定量、定位放置，保证基数，标签清晰，无过期。

（2）抢救仪器设专人管理，每周清洁、检查，并有记录。

（3）抢救药品、物品由专人负责常规请领、保养及保管；使用后及时补充。

（4）设有专用清点本，每班清点抢救药品和抢救物品数量、有效期及包装完好性，并登记签字。

4.定期检查保养。

（1）抢救仪器每周定期进行检查保养。每班专人开机检查，保持性能良好，呈备用状态。

（2）所有药品及一次性使用医疗用品定期检查，保证无过期。

（3）护士长每周检查抢救仪器一次，每周检查抢救车上药品和物品并记录。

5.定期清洁、消毒、灭菌。每次使用监护仪等设备后，应进行表面清洁，如有血迹或污渍污染，用适宜的消毒液擦拭，包括电缆、传感器及仪器附件。需要消毒灭菌的物品定期检查，及时消毒或灭菌。

6.抢救仪器不得随意外借，经相关部门领导同意后方可出借。

7.抢救仪器设备在使用中加强巡视，如出现报警或故障，检查报警原因，及时更换备用设备，如生命支持及高风险医疗设备发生故障，应立即先进行人工手动抢救。

8.做好仪器运行和维修记录，故障的仪器挂上"仪器故障"牌，必要时寻找替代备用设备，并及时通知设备科进行器械维修，维修过程及结果应及时登记。

四、信息安全管理规范

为保护健康管理中心体检单位及个人的信息安全，维护健康管理中心的声誉及正常运营，根据《中华人民共和国保守国家秘密法》《卫生工作国家秘密范围的规定》等国家部委有关保密工作的法律法规要求，工作人员不得泄露受检者健康信息。

1.受检者信息保密范围。受检者的身份信息、单位信息、健康信息等内容属于保密范围，包括姓名、性别、年龄、婚姻状况、家庭地址、职业、职务、单位名称、单位机构组成、单位地址、电话号码、身高体重及各项检查的信息、重要疾病检查结论等。（对涉及国家或集体利益的特殊单位，对单位名称、受检者姓名等所有相关信息均需要进行加密处理，任何医务人员不得泄露）

2.受检者信息保密等级规定。健康管理中心将受检者信息列入保密管理，分列 A 级、B 级、C 级三个保密等级。

A 级是最重要的受检者机密，泄露会使国家 / 集体 / 受检者的安全和利益遭受特别严重的损害；

B 级是重要的受检者机密，泄露会使受检者的安全和利益遭受严重的损害；

C 级是一般的受检者机密，泄露会使受检者的安全和利益遭受损害。

3.以文字、数据、符号、图形、声像等方式记载受检者信息的纸介质、磁介质、光盘等各类物品，应按其所属保密管理等级规定严格管理。

4.对受检者信息进行授权管理。根据岗位工作需要开通相关受检者信息查询权限，缩小受检者信息知晓范围。

5.受检者信息未经允许不能私自下载、复印，不能将相关资料带出健康管理中心，不能通过电话、网络、交谈等各种形式泄露给其他人员。

6.对特殊受检者（公务员录用等）实行特殊安全信息管理措施，专人管理。

7.废弃体检报告时，应将报告放入指定的回收箱中，交专人处理。

8.计算机需要安装和卸载软件时须由医院网络管理员进行操作。

9.如发现或怀疑有病毒入侵计算机时，应立即断开本机网络，同时通知医院网络管理员及时处理，并立即向科室领导报告备案。

10.对泄露受检者信息的责任人，由健康管理中心领导小组根据医院有关制度给予行政处理和相应经济处罚。

五、危险化学品安全管理规范

1. 医院危险化学品包括易燃、易爆物品和化学试剂，放射性物品，剧毒物品等。

2. 认真落实"四级"安全管理责任制，实行"谁使用，谁负责""谁主管，谁负责"的安全责任制原则。

3. 科室第一负责人为部门危险化学品安全第一责任人，对医院危险化学品安全责任人、安全管理人负责；危险化学品专管人员为科室危险化学品安全第二责任人，对本科室第一责任人负责。

4. 安全管理责任人每月进行一次检查工作，做好书面文字记录，包括危险化学品名称、数量、用途、安全情况等。

5. 购置危险化学品必须由科室提出申请，说明用途和数量报院领导审批。

6. 使用危险化学品要严格执行管理制度和安全措施，加强对有关人员的安全教育。

7. 发现危险化学品事故隐患，应立即消除或者限期消除。

8. 严禁私自转让、借用、赠送（接）、擅自出售、报废危险化学品。

9. 保管、使用人员要以对国家、对人民生命财产高度负责的态度，认真履行自己的职责。对因玩忽职守、违章操作造成安全事故和财产损失的，追究有关人员的责任。情节严重的追究法律责任。

六、消防安全管理规范

为加强科室消防安全工作，提高火灾发生时的快速反应能力，迅速有效开展报警、疏散、扑救工作，以人为本，最大限度地减少人员和财产损失。

1. 发现"起火"后，向火警"119"电话报警；报警时必须保持镇静，讲清发生火灾的具体位置，何种物质燃烧，着火面积，现场附近是否存放易燃、易爆、有毒物质，现场是否有人员被困等基本情况，留下报警人联系电话、总值班电话，并按下火警报警按钮。报警完成后，迅速补充到疏散引导组。

2. 发现"起火"后，第一时间将本楼层电源切断，并迅速就近取用灭火器开展初期火灾扑救（干粉灭火器使用方法：取提灭火器迅速到着火点—拔掉灭火器保险插销—在距火源 3 ~ 5 m 处，右手按压灭火器压把，左手紧握喷管对准火焰根部进行喷射），防止火势的蔓延。协助院扑救组和专业消防救援队工作。

3. 打开室内消火栓，取出水带将水枪接上，将有水枪一头拉至着火部位，握紧（最好两人）枪头，准备对火源进行喷水灭火；将水带另一端接到消火栓内接口上，按下按钮，拧开水阀。

4. 疏散引导组成员要充分使用本楼层应急疏散装备箱内器材，疏散引导员要迅速从柜中取出红色反光背心穿在身上，戴上防烟面具（注意打开内外塞子）；使用荧光棒或移动疏散指示标志、扩音器、手电筒、口哨对本楼层人员发出疏散指示。人员在疏散中，用矿泉水打湿毛巾并拧掉多余水，对叠三次（8层）后捂住口鼻，低腰（0.7 ~ 1 m 位置）有序按疏散引导员指引从安全出口疏散，注意避让救援人员，防止发生碰撞和踩压情况。如工作区没配备疏散引导箱，则迅速将人员从安全通道撤离。

七、受检者身份识别管理规范

1.前台设置告示牌，并口头告知受检者严格执行实名制体检。

2.受检者使用本人有效证件（身份证、医保卡、驾驶证等）进行登记，前台人员需仔细核对体检名单中的姓名、性别、身份证号等与证件上信息是否一致，核对证件照片，确定与受检者是否为同一人。

3.若受检者因特殊情况未携带有效证件，可通过相关手机网页查询电子身份证，核对无误后可进行体检登记。

4.若受检者无任何证件，需本人口述姓名、证件号码、出生日期、单位名称、部门等信息，前台人员仔细核对其是否与体检名单中信息一致，确保准确无误，并备注清楚。

5.各检查科室在检前、检中、检后均需仔细核对受检者身份信息。

八、受检者跌倒（坠床）预防及报告

1. 护理人员应本着预防为主的原则，认真评估受检者是否存在跌倒（坠床）危险因素。

2. 对存在上述危险因素的受检者，要及时采取防范计划与措施，做好交接班，指派专人陪同体检，必要时使用轮椅运送。

3. 受检者上下检查床时，护士应做好搀扶。

4. 护士应加强体检区域巡视，随时了解受检者动态。

5. 地面应保持整洁干燥防滑，光线良好，台阶地面标识醒目。

6. 厕所应设置扶手，供受检者扶持。

7. 如果受检者发生跌倒（坠床），应按以下内容进行：

（1）护士一旦发现受检者跌倒，迅速采取救助措施，降低损害程度。

（2）通知医生，协助医生检查伤情，完善相关检查。

（3）根据伤情及时采取治疗护理措施，做好记录与交班，并安抚受检者及家属。

（4）立即向护士长汇报。科室认真讨论，查找原因，制订整改措施，及时向护理部上报不良事件。如果有意隐瞒不报，事后发现将按情节轻重给予严肃处理。

九、危急值报告及处理流程

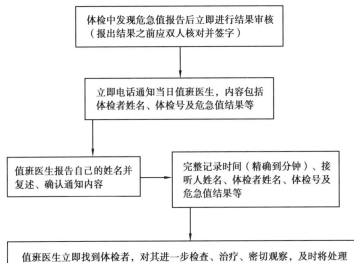

体检中发现危急值报告后立即进行结果审核
（报出结果之前应双人核对并签字）

立即电话通知当日值班医生，内容包括
体检者姓名、体检号及危急值结果等

值班医生报告自己的姓名并
复述、确认通知内容

完整记录时间（精确到分钟）、接
听人姓名、体检者姓名、体检号及
危急值结果等

值班医生立即找到体检者，对其进一步检查、治疗、密切观察，及时将处理
措施记录在《危急值报告登记本》上（完善通知日期、时间、体检者姓名、
年龄、性别、体检号、危急值情况及医生签名等）

十、体检系统网络故障处理

体检系统通过软件提取、汇总相关检测仪器数据，将检查结果登记到计算机系统中，再通过软件对数据进行分析评判并建立体检档案。实现体检流程的信息化，可以提高工作效率，提升报告准确性及科学性，增加受检者的满意度。

当网络系统出现故障后，应由前台人员负责人通知科室领导，各项体检工作进入应急预案流程。

1. 专人负责网络故障的排除。

2. 各组协调工作，分工完成以下工作：

（1）通知上报：前台人员及时上报科主任、分管护士长并通知网络工程师。

（2）故障排除：网络工程师负责立即检查机房相关数据线连接，预估体检系统修复时间，反馈各组，及时修复体检系统。

（3）各组工作人员留守岗位，做好体检人员的解释和疏导工作。若修复时间较长，外联组负责重新预约参检时间。

（4）临床科室：可以手工操作的科室进行手工操作，做好资料的收集及保存。

（5）通知各科室网络故障情况，做好故障排除的准备工作。

（6）前台、财务人员配合完成体检费用收取，在网络恢复后核对费用收取情况。

（7）与网络工程师保持联系，及时反馈沟通最新消息。

（8）各临床组在故障恢复后，查对手工录入信息，确保录入系统准确无误。

（9）涉及体检系统、LIS 系统、PACS 系统、医院感染管理系统等其他系统，故障期间使用手工方式出具相关报告，保证临床诊疗的顺利进行。网络系统恢复后及时进行补录。

第三章　健康体检护理

一、健康体检预约管理规范

（一）网上预约（官网、公众号）

网上预约者如实填写健康问卷，按照网上预约流程进行预约。

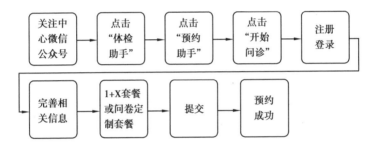

（二）现场预约

受检者携带有效证件至健康管理中心，通过完成健康问卷，选择推荐体检套餐或者咨询医生，确定体检项目后由工作人员按照流程预约。

注：可预约当日或以后时间体检。

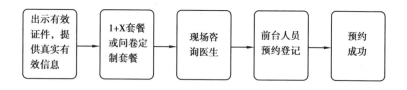

（三）电话预约

受检者工作时间通过拨打电话并提供基本信息，前台登记基本信息后即可预约体检，但需现场选项目或网上选项目。

二、新建单位及套餐制作管理规范

1. 新建单位及套餐须保证信息规范准确，专人负责评审，正确录入系统。

2. 外联人员接收单位体检安排后，提前 3～5 个工作日规范完善单位评审表，其中包含单位名称、体检类别、单位联系人姓名及电话、体检人数、体检时间、付款方式、报告领取方式、其他要求等，经评审人员（科主任/护士长等）评审套餐合理性，签字同意后交予前台工作人员查对、录入。

3. 前台工作人员接收单位信息（评审表、套餐、人员名单），并严格按照《体检套餐及名单查对流程》对所有信息进行查对，确保评审表、套餐、人员名单信息相符、准确无误。

4. 新建单位前需查询此单位是否为往年已建单位，如既往有信息记录，可按审核表要求进行编辑，如往年无信息记录，则按审核表要求新增单位，编辑相关要求。

5. 套餐制作根据需要按照性别、年龄段等进行分组，勾选相应的条件，按要求录入体检项目，确保其单项价格、总金额与审核表信息一致，如有不一致之处，立即询问外联人员，做好更改并签字确认。

6. 新建单位、套餐制作后，前台工作人员务必双人查对单位信息、套餐项目及价格，并在纸质套餐档案上签字存档。

7. 单位参检前，前台工作人员需将此单位套餐、名单再次进行双人查对，确保所有信息准确无误。

三、体检卡管理规范

1. 体检时须出示体检卡，体检卡不挂失、不兑现，仅限本中心使用；实名制体检卡遗失须凭身份证体检。

2. 体检卡使用时间管理：原则上仅限于卡上备注的有效期之内使用；如有特殊需求，单位须注明使用规定；特殊情况体检卡需延期时，应提前通知财务管理处并备注在相应表格内。

3. 体检当天未使用完的体检卡，须将剩余金额统一用记号笔备注在体检卡上。

4. 每日统一回收放置用完的体检卡并进行登记，工作人员在系统内进行销卡处理，处理完毕后当日交予财务管理处。

5. 无特殊情况体检卡均在发放后使用，不可先体检，后补卡。

四、导检工作服务规范

1. 了解当天参检单位及诊室开放情况，检查各诊室物品是否齐备。

2. 热情接待受检者，对受检者的检查项目做出合理指引及分流。

3. 受检者对检查项目、结果、费用等有疑问时，与相关人员进行核查后，做好解释工作；如自己无法处理，立即上报组长或护士长。

4. 放射检查前告知受检者有半年内备孕、已怀孕者不做相关项目检查（DR、CT、钼靶、骨密度、碳13）。DR、CT、钼靶检查前，请受检者去除相应检查部位的金属（发饰、眼镜、耳环、项链、内衣、皮带等），必要时更换检查专用衣物，以免影响检查和诊断。

5. 彩色阴超或妇科检查前，先做尿常规检查，排空小便，无尿意则排队等候。

6. 女士有妇科彩超检查者，嘱其连续饮水 5～8 杯，可适当活动，待有明显尿意后再行检查。男士有泌尿系超声检查者，可适当饮水，尽量使膀胱充盈。

7. 女士若同时有妇科常规检查和妇科彩超者，建议先完成妇科彩超和尿常规检查后，再做妇科检查。

8. 月经期间禁做妇科或彩色阴超检查，经期结束 3～5 天后可补检。无性生活史或未婚女性不做妇科及彩色阴超检查。

9. 及时收集受检者意见和建议，反馈给组长或护士长。

五、功能仪器、设备管理规范

1.科室设置专人负责设备管理并建立设备管理台账，包括设备名称、型号、厂家、购入时间、启用时间、数量、放置地点等，设备管理人员定期协助医院设备科人员进行设备巡检及效益分析。

2.各岗位工作人员必须了解仪器的性能、使用方法以及操作规程，能够熟练地进行操作。非设备操作人员严禁操作相关设备。

3.仪器使用前应检查外观是否完好、功能是否正常。

4.建立设备维修登记本，记录设备维修情况。在操作中仪器出现异常或故障，操作人员应立即切断电源，通知设备管理人员进行检查维修，操作人员不能擅自处理。

5.使用完毕后关闭电源，填写使用登记本，并按相关要求清洁仪器，放回原位后方可离开。

6.移动仪器时，应注意保护仪器，并注意保护仪器的连接线及相关辅助设施（如图文工作站、打印机等）。

7.操作人员必须爱惜、保养仪器及其附属设备，随时保持通风，保持室内清洁卫生，特别注意禁烟、防尘、防潮和安全用电。

8.上机操作人员未经允许不能转动其他非检查操作开关等，不得随意拆开设备。

9.实习人员（未经培训考核的工作人员）不允许单独使用仪器，必须在指导老师严格指导、监督下操作。

10.仪器设备主机及附件探头、说明书等保管完善，不得丢失；设备仪器须定期内部检测与维护（维修工程师进行）。

六、血液标本送检管理规范

1. 与检验科进行标本交接（有条件的健康管理中心通过计算机扫描信息进行交接），并建立标本交接登记本，记录交接日期（具体到分）、试管数量（按颜色分类汇总）、采血组投递人、检验科接收人。

2. 采集好的血液标本分类妥善放置，每一个标本均应视为不重复、唯一标本。

3. 严格执行《标准采血操作流程》，保证标本质量，标本量不足、试管颜色与所检项目不符、未粘贴条码标本均不能纳入交接范围。

4. 不合格血液标本，严格按照"不合格血液标本处理规范"执行。

5. 规范使用标本转运箱进行标本送检，防止标本掉落、遗失、损坏。

6. 根据标本送检时间要求及时送检，保证标本质量。

7. 完成标本交接后，用速干手消毒液消毒双手。

七、大小便标本送检管理规范

1. 与检验科进行标本交接（有条件的健康管理中心通过计算机扫描信息进行交接），并建立标本交接登记本，记录交接日期（具体到分）、标本数量（按标本类型汇总）、标本投递人、检验科接收人。

2. 标本轻拿轻放，避免剧烈震荡。

3. 不合格标本，严格按照"不合格标本处理规范"执行。

4. 规范使用标本转运箱进行标本送检，防止标本掉落、遗失、损坏。

5. 根据标本送检时间要求及时送检，保证标本质量。

6. 完成标本交接后，用速干手消毒液消毒双手。

八、体检报告查对规范

1. 查对报告基本资料：封面、报告第一页及页眉基本信息，体检项目与导诊单项目是否一致，初检及主检医生姓名、时间，是否结案。

2. 查对主检结论是否遗漏、重复，查对报告中的数据、单位、错别字等。

3. 有图文报告的项目（如心电图、彩超、放射、骨密度、碳13等）查对时，再次核对基本信息（包括受检者姓名、年龄、性别、一般情况、彩超录入者、检查者、审核者姓名等）。

4. 查对报告页码是否准确、乙肝报告是否单独打印密封装订。

5. 查对后将存在的问题统一记录。

九、健康档案室体检报告管理规范

1.档案的分类。按照不同的领取方式以及团检、个检等信息将健康档案进行分类并编号登记；做到分类明确、严谨有序、便于查找，实现体检报告快捷准确地上架和发放。

2.档案的上架、下架。按照团检、个检、特殊、入职、邮寄等类别将发放到健康档案室的体检报告进行规范分类存放；保证上架存放的体检报告排列整齐、标识清楚、整洁有序，方便快速查找；对超过规定时限未领取和已经查看电子报告的应统一在短信通知受检者后，定期下架处理，在系统上做相应备注，存放于超期报告区，保证有效的存储空间。

3.邮寄的档案。邮寄档案时做到"一查二看三核对"。制作邮寄报告电子文档登记表，将每天邮寄档案的快递单号、收件人及联系电话均备注在表内，可以进行及时筛查。

4.胶片的整理。准确核对受检者信息，将放射胶片按照不同的检查内容和胶片大小进行分类存放，及时与体检报告合并存放。

5.团检报告的清理与结案。档案室及时追踪和定期检查清理团体报告发放并进行必不可少的过程控制。领取时要与领取人共同将参检人员名单和体检报告进行再次核对，领取后作相关登记备查。

十、健康档案室体检报告发放规范

（一）自取报告领取

1. 体检报告发放至档案室后，档案室的工作人员要在 24 小时内通过"51 健康"管理平台向受检者发放领取报告通知。

2. 领取者凭《报告领取通知单》或有效身份证件领取本人的体检报告。

3. 如他人代领，需出具代领者及受检者本人双方的有效身份证件，档案室的工作人员要在系统上准确备注代领者姓名、电话及其他相关信息。

（二）快递报告领取

1. 制作《邮寄报告登记台账》（电子档）：用于详细记录每天邮寄报告的快递单号、收件人、联系电话以及其他相关信息，当受检者来电询问时，可以及时准确地进行筛查。

2. 制作《邮寄报告交接本》：用于档案室和快递公司对每天邮寄的报告进行交接登记。快递公司在收走需要邮寄的体检报告时，要准确算清报告份数以及是否有胶片等情况，并由快递员签字确认，以备查验。

（三）团体报告领取

团体报告按照单位名称进行分装，对单位体检人员姓名、人数等信息进行核对，并用表格进行准确登记，及时通知单位联系人或体检中心的对接人员领取，并做好相关登记。

（四）入职报告领取

入职报告，原则上由单位负责人统一领取，特殊情况需个人领取时，应征得单位同意后方可领取报告。

（五）认真学习贯彻《中华人民共和国保守国家秘密法》

严格执行健康管理中心报告管理相关制度，熟悉领取报告流程，注重服务态度及电话接听礼仪，严格执行各项查对制度。

第四章　护理工作流程

一、体检登记制单流程

1. 前台完成体检登记及制单，须严格执行查对制度，确保个人或团体信息、项目、费用准确，杜绝差错。

2. 前台严格落实实名制体检制度，登记时需受检者本人出示有效身份证件（身份证、医保卡、护照、电子身份证等任选其一）方可参检，如因特殊情况未出示有效证件，需提供正确的身份信息，并要求受检者本人签字确认。

3. 查对团体提前发送的人员信息与受检者本人、身份证件一致后，使用摄像头等装置采集受检者清晰的人像，如有特殊情况应做好备注。

4. 前台人员制单前需再次核对团体是否正确，套餐、项目是否与年龄、性别相对应，电话号码是否正确，基础项目是否齐全，有无项目错误、重复，项目是否合理，价格是否正确，同时导诊单上个人信息、项目需告知受检者本人核对，确认无误后受检者签全名。

5. 乙肝检查项目及未婚女性要求做妇科检查、彩色阴超等应做好告知（询问有无性生活史），严格遵循受检者本人自愿原则，并签署知情同意书。

6. 制单后再次查对导诊单上的个人信息、团体信息、项目等，确认无误后受检者方可进入体检流程。

二、血液标本采集流程

[参照《静脉血液标本采集指南》（WS/T661—2020）标准制订]

1. 提前 15 分钟到岗，穿白色上下装护士服、护士鞋，长发统一用发套挽束，短发不过肩，低头不遮挡面部及视线。

2. 打开计算机并检查软件系统能否正常运行，处于备用状态。

3. 准备采血用物（采血管、采血针、安尔碘、棉签、采血针、压脉带、治疗巾、脉枕、手消毒液、签字笔），检查无菌物品（采血管、采血针、棉签、安尔碘、手消毒液），确认以上物品在有效期内。

4. 个人防护：采血前佩戴医用帽子、口罩与手套。宜在完成每一位受检者血液标本采集后更换新的手套；如条件不允许，至少在完成每一位受检者血液标本采集后使用速干手消毒液进行消毒；如采血过程中手套沾染血液或破损，应及时更换。

5. 询问过敏史及其他禁忌信息：禁用含碘制剂受检者，宜使用 75% 的医用酒精消毒；对酒精过敏或禁用的受检者，可使用碘伏消毒。

6. 查对：采集前，查对受检者信息需保证用两种以上方式确认（受检者自诉姓名、出生年月，操作人员核对照片或身份证）；检查项目是否符合规范、有无重复；试管查对，条形码信息、试管数量是否与导诊单标注相符，试管颜色是否有误。采集中、后，再次核对信息，保证血液量符合要求。

7. 采血体位：坐位采血，对有严重晕针晕血史的受检者宜用卧位采血。

8.穿刺静脉的选择：首选手臂肘前区静脉，优先顺序依次为正中静脉、头静脉及贵要静脉，也可选择手背的浅表静脉；不宜选用手腕内侧的静脉，足踝处的静脉，乳腺癌根治术后同侧上肢的静脉（3个月后，无特殊并发症可恢复采血），化疗药物注射后的静脉，血液透析患者动静脉造瘘侧手臂的血管，穿刺部位有皮损、炎症、结痂、疤痕的血管。

9.绑扎止血带：采血部位上方5~7.5 cm的位置，使用时间不宜超过1分钟，尽量避免反复进行攥拳的动作。

10.消毒要点：消毒范围直径5 cm，消毒2次（顺、逆时针各一次）。须与皮肤保持接触至少30秒，自然干燥。

11.不同采血管的采集顺序：红、黄、蓝、黑、绿、紫。抗凝管宜立即轻柔颠倒混匀6~8次（参照产品说明书）。

12.拔针与穿刺点止血：先松开止血带，快速拔出采血针，无菌棉签按压穿刺点5分钟（凝血功能异常的受检者宜适当延长时间），直至出血停止。

13.导诊单签全名或工号。

14.操作中做到一人一针一巾一带，严格手卫生及无菌技术。

15.严格垃圾分类，遵守医疗垃圾处置规范。

三、小便标本留取流程

1. 询问女性受检者是否在经期，告知受检者经期不宜留取小便标本，待月经结束后 3～5 天再留取，以免影响检查结果。

2. 查看女性受检者有无妇科彩超、男性受检者有无前列腺或泌尿系彩超，若有以上项目均未做，应告知受检者需做完彩超相关项目后再留取标本。

3. 认真核对受检者姓名、性别、年龄、项目等基本信息，核对无误后再将条形码上的信息与导诊单进行核对，两次核对均无误，将条形码贴于采集容器上，告知受检者留取中段尿液。

4. 引导受检者将标本容器放入指定位置，再次核对信息，无误后在导诊单上签字，查对受检者姓名，并将导诊单交还给受检者。

四、大便标本留取流程

1.认真核对受检者姓名、性别、年龄、项目等基本信息，核对无误后再将条形码上的信息与导诊单进行核对，两次核对均无误，将条形码贴于采集容器上。

2.告知受检者留取约米粒大小的大便标本于容器内，嘱其勿混入分泌物和尿液，以免影响检查结果。

3.引导受检者将标本容器放入指定位置，再次核对信息，无误后在导诊单上签字，查对受检者姓名，并将导诊单交还给受检者。

五、一般检查测量操作流程

1.接待受检者,核对受检者信息:姓名、性别、年龄、体检号、工作单位、体检项目,告知其测量血压、身高、体重、腰围、臀围的注意事项。

2.请受检者脱掉外套、挎包、帽子、鞋子等负重物品站在测量仪上,嘱其站稳、站直,双眼平视前方,双脚并拢,头顶最高处正对红外线开始测量。

3.身高、体重测量完毕后,请受检者转向操作护士,张开双臂测量腰围、臀围(测量腰围时请受检者身体直立,双臂自然下垂,自然呼吸,不要收腹。测量部位为:水平位髂前上棘和第十二肋下缘连线的中点,软尺肚脐上下一横指处环绕一周,肥胖者选腰部最粗处水平环绕一周测量腰围。测量臀围时,受检者双腿并拢直立,双臂自然下垂,测量部位为:耻骨联合和背后臀大肌最突出的地方)。

4.询问是否有高血压、糖尿病病史;若有,应在导诊单上注明,有高血压病史者注明服药情况。

5.嘱受检者脱下右侧外套,安静、放松地坐于椅面,两腿自然分开,手臂、血压计与心脏保持同一水平,袖带松紧适宜地缚于上臂,松紧以可插入 2 ~ 3 指为宜,袖带下缘距肘窝 2 ~ 3 cm 为宜。测量过程中,请受检者不要讲话,不要接听电话,身体不要乱动,以免影响检查结果。

6.血压值高于 180/110 mmHg 时,应立即带至急诊医生处进行处理并记录。

7. 测量完毕协助受检者整理衣物。

8. 字迹工整、正确无误地记录各项数据，如记录有误，工作人员用双横线划掉错误值后记录正确值，并签上全名。

六、心电图检查操作流程

1. 提前 15 分钟到岗，做好体检前准备。

2. 打开设备电源，登录体检软件，运行 ECG 系统，进行仪器校对，待检查软件系统、设备正常运行后方可接待受检者，填写心电图仪器交接本。

3. 接待受检者，核对受检者信息：姓名、性别、年龄、体检号、工作单位、体检项目。

4. 向受检者讲解心电图检查的注意事项及意义，询问既往病史：有无心脏疾病、高血压，输入受检者体检号、姓名、性别、年龄、既往病史。

5. 协助受检者平卧，露出手腕、脚踝、胸部，正确安置心电图各导联及电极。告知受检者在检查期间保持安静，勿移动身体，呼吸保持平稳。

6. 选择检查项目（默认 12 导联心电图），仔细观察心电图图像，待图像清晰稳定且无干扰时，方可采集图像，采集完成后点击停止按钮，选择"否"，关闭图形回到主界面待检。如检查结果有危急值，及时上报心电图诊断医生及急诊医生及时处理，同时告知受检者心电图有异常，在导诊单上加盖"心电图异常　建议进一步检查"字样，请受检者签字确认。

7. 再次核对受检者相关信息，确保准确无误后，操作者在导诊单相应栏内签工号或全名，告知受检者下一体检项目并做好指引。

8.下班前关闭水电、门窗、仪器设备、计算机电源，仪器按消毒规范进行终末清洁消毒，整理工作环境，准备第二天体检用物。

9.每周一下午整理内务，做好诊室清洁（包括卫生死角）。

10.每日统计该项检查参检总人数，月底进行总结。

七、动脉硬化检查操作流程

1. 提前 15 分钟到岗，做好体检前准备。

2. 打开设备电源，登录体检软件，运行动脉硬化系统软件。

3. 进行设备预热自检。待检查软件系统、设备正常运行后方可接待受检者，填写动脉硬化仪器交接本。

4. 接待受检者，核对受检者信息：姓名、性别、年龄、体检号、工作单位、体检项目，询问既往病史和服药情况。

5. 向受检者讲解动脉硬化检查目的及意义，告知受检者有动脉瘤、频发心律失常、末梢循环不畅、显著低血压、低体温、血压 ≥ 180/110 mmHg、下肢深静脉血栓、严重的下肢溃疡和大面积皮肤受损、外伤者不做此项检查。

6. 输入受检者基本信息（体检号、姓名、性别、年龄、身高、体重、腰围、病史），嘱受检者露出手腕、脚踝，测量中全身肌肉放松，勿移动身体并保持安静。为受检者安装袖带和传感器，确认"心电图：OK""PCG：OK"出现在显示屏上（有两格以上信号），方可开始测量。

7. 测量完毕，取下袖带，心电传感器等放回原处。

8. 传送图文报告，在体检系统录入检测数据，查对传送的报告信息与体检系统所显示的受检者信息是否一致，确认结论无误后方可点小结、审核。

9. 再次核对受检者相关信息，确保准确无误后，操作者在导诊单相应栏内签工号或全名。告知受检者下一体检项目并做好指引。

10. 下班前关闭水电、门窗、仪器设备、计算机电源，仪器按消毒规范进行终末清洁消毒，整理工作环境，准备第二天体检用物。

11. 每周一下午整理内务，做好诊室清洁（包括卫生死角）。

12. 每日统计该项检查参检总人数，月底进行总结。

八、经颅多普勒检查操作流程

1. 提前 15 分钟到岗，做好体检前准备。

2. 打开设备电源，登录体检软件，运行 TCD 系统，进行设备预热。填写多普勒仪器交接本，待检查软件系统、设备正常运行后方可接待受检者。

3. 接待受检者，核对受检者信息：姓名、性别、年龄、体检号、工作单位。

4. 向受检者讲解多普勒检查目的及意义，询问受检者有无头晕、头痛病史。

5. 输入受检者基本信息（姓名、性别、年龄、体检号），点击"解冻/冻结"图标，按受检者体检项目检查血管，操作探测图谱。

6. 传送图文报告，在体检系统录入检测数据，查对传送的报告信息与体检系统所显示的受检者信息、结论是否一致，确认结论无误后方可点小结、审核。

7. 再次核对受检者相关信息，确保准确无误后，操作者在导诊单相应栏内签工号或全名。告知受检者下一体检项目并做好指引。

8. 每日检查结束后，再次查对所有传送报告：受检者信息以及结论是否相符。

9. 下班前关闭水电、门窗、仪器设备、计算机电源，仪器按消毒规范进行终末清洁消毒，整理工作环境，准备第二天体检用物。

10. 每周一下午整理内务，做好诊室清洁（包括卫生死角）。

11. 每日统计该项检查参检总人数，月底进行总结。

12. 检查中的注意事项：

（1）颞窗：分前、中、后三个声窗，通过颞窗分别检测大脑中动脉（MCA）、前动脉（ACA）、后动脉（PCA）和颈内动脉末段（TICA）。眼窗：探头置于闭合的眼睑上，声波发射功率降至5%～10%。枕窗：探头置于枕骨粗隆下方发际上1 cm左右，枕骨大孔中央或旁枕骨大孔，通过枕窗检测双侧椎动脉（VA）、小脑后下动脉（PICA）和基底动脉（BA）。

（2）测量血流速度尽量把血流测到最高点。

（3）颞窗首先选择90°垂直探及血流，在垂直无法探及血流时，可轻微倾斜探头并缓慢移动探头探及血流情况。

（4）眼窗需角度方向与矢状缝夹角30°～50°，可测得对侧中动脉血流速度。

（5）枕窗探头放置于颈后部正中线枕骨粗隆下3～3.5 cm侧基底动脉，左右两边可测椎动脉血流速度。

（6）在自己无法探及的血管时，请换其他操作者检查，避免因人为因素影响检查结果的准确性。

（7）在探及血流异常的血管时，需要继续跟踪血流速度5～10秒，避免假阳性。

（8）测量数据标尺一定要准确，测量最高峰值和低谷最低值。

九、脑血管功能检查操作流程

1. 提前 15 分钟到岗，做好体检前准备。

2. 打开设备电源，登录体检软件，运行脑血管功能检测仪系统，进行设备预热，待检查软件系统、设备正常运行后方可接待受检者，填写脑血管仪器交接本。

3. 接待受检者，核对受检者信息：姓名、性别、年龄、体检号、工作单位、体检项目。

4. 向受检者讲解脑血管功能检查的目的及意义。询问既往病史，告知受检者如有以下情况：颈部手术术后及恢复期，安装心脏起搏器、颈动脉支架或颅内血管支架，则无法行此项检查。

5. 输入受检者基本信息（体检号、姓名、性别、年龄、身高、体重、血压及相关病史），信息核对无误后嘱受检者仰卧于检查床，下颌微抬、充分暴露双侧颈动脉，下肢并拢放平，全身肌肉放松，呼吸平稳，配合检测人员完成检测。

6. 测量中，嘱受检者勿在检查室拨打或接听电话，避免电磁信号干扰检查。

7. 测量完毕，将受检者颈部耦合剂擦拭干净，并询问受检者是否有头晕症状，若有不应让其立即起床，以免跌倒摔伤，并将流速与压力探头放回原处，做好终末清洁与消毒。

8. 再次核对受检者相关信息，确保准确无误后，操作者在导诊单相应栏内签工号或全名，告知受检者下一体检项目并做好指引。

9.下班前关闭水电、门窗、仪器设备、计算机电源，按消毒规范对仪器进行终末清洁消毒，整理工作环境，准备第二天体检用物。

10.每周一下午整理内务，做好诊室清洁（包括卫生死角）。

11.每日统计该项检查参检总人数，月底进行总结。

十、碳 13 尿素呼气试验检查操作流程

1. 提前 15 分钟到岗，做好体检前准备。

2. 打开设备电源，登录体检软件，运行碳 13 应用软件，进行设备预热自检。待检查软件系统、设备正常运行后方可接待受检者，填写碳 13 仪器交接本。

3. 接待受检者，核对受检者信息：姓名、性别、年龄、体检号、工作单位、体检项目，确保导诊单信息与受检者信息吻合。

4. 给受检者讲解碳 13 检查的目的及意义，完成检前问卷调查，符合需受检者签字确认。

5. 核对无误，将两张碳 13 信息条码分别粘贴于底气袋和样气袋上。指导受检者将呼出气体平缓吹入集气袋，吹满后应立即盖紧集气袋盖帽。用 80 ~ 100 mL 温水送服碳 13 胶囊，嘱勿咬破胶囊，告知受检者 28 ~ 32 分钟返回收集第二次气体，其间严格禁食、禁饮、禁烟，勿剧烈运动。

6. 在样气袋和导诊单上相应栏内注明第二次收集气体时间。

7. 收集服药后 28 ~ 32 分钟气体，再次核对受检者相关信息，确保无误后同法指导受检者吹气收集样气袋气体，盖紧盖帽，导诊单上签工号或全名。告知受检者下一体检项目并做好指引。

8. 将底气袋和样气袋分别放入机器相应卡槽进行检测。

9. 测量完毕，传送图文报告，在体检系统录入检测数据，查对传送的报告信息与体检系统所显示的受检者信息是否一致，确认结论无误后方可点小结、审核。

10. 下班前关闭水电、门窗、仪器设备、计算机电源，按消

毒规范对仪器进行终末清洁消毒，整理工作环境，准备第二天体检用物。

11.每周一下午整理内务，做好诊室清洁（包括卫生死角）。

12.每日统计该项检查参检总人数，月底进行总结。

十一、碳14尿素呼气试验检查操作流程

1. 提前15分钟到岗，做好体检前准备。

2. 打开设备电源，登录体检软件，运行碳14应用软件，进行设备预热自检。待检查软件系统、设备正常运行后方可接待受检者，填写碳14仪器交接本。

3. 接待受检者，核对受检者信息：姓名、性别、年龄、体检号、工作单位、体检项目。

4. 向受检者讲解碳14检查的注意事项及意义。询问是否空腹，如不是空腹，进食两小时后才能进行此项检查。询问是否抽烟，抽烟一小时后才能进行此项检查。告知受检者：孕妇，哺乳期或备孕妇女，一个月内使用抗生素、铋制剂、质子泵抑制剂药物者，上消化道急性出血、胃部分切除者不宜做此项检查。

5. 核对无误后，将碳14条码贴于集气板上。协助受检者用少量净水送服碳14胶囊，嘱勿咬破胶囊，在服药后20分钟内禁食、禁饮，不能吸烟、剧烈运动，20分钟后再采集标本。

6. 服药后在集气板上和导诊单相应栏内注明吹气时间并签工号。

7. 20分钟后采集标本时再次核对受检者相关信息，在导诊单上签工号，指导受检者吹气，勿倒吸，三分钟内指示窗由橙红色变成黄色为止。

8. 再次核对受检者相关信息，确保准确无误后，操作者在导诊单相应栏内签工号或全名。告知受检者下一体检项目并做好指引。

9. 将集气板放置5～10分钟后再放入机器进行检测。

10.传送图文报告，在体检系统录入检测数据，查对传送的报告信息与体检系统所显示的受检者信息是否一致，确认结论无误后方可点小结、审核。

11.下班前关闭水电、门窗、仪器设备、计算机电源，按消毒规范对仪器进行终末清洁消毒，整理工作环境，准备第二天体检用物。

12.每周一下午整理内务，做好诊室清洁（包括卫生死角）。

13.每日统计该项检查参检总人数，月底进行总结。

十二、人体成分检查操作流程

1.提前 15 分钟到岗，做好体检前准备。

2.打开设备电源，登录体检软件，运行人体成分系统，进行仪器日常校对，待检查软件系统、设备正常运行后方可接待受检者，填写人体成分仪器交接本。

3.接待受检者，核对受检者信息：姓名、性别、年龄、体检号、工作单位、检查项目。

4.告知受检者赤足站立于检查仪器电极片上，协助受检者摆放体位：双上肢外展 30°，双手分别握住两侧手柄，大拇指放于手柄凹陷处，手掌鱼际肌贴于手柄金属电极。向受检者讲解人体成分检查的注意事项及意义。

5.输入受检者信息：扫码体检号，录入姓名、性别、年龄、身高并核对身高体重与一般检查测得的身高体重是否一致，如相差过大应查找原因，以确保检查结果准确无误，嘱受检者保持外展姿势约一分钟不动，点击"开始测量"。

6.检测完毕后，将手柄放回原处。传送图文报告，查对传送的报告信息，确认结论无误后方可点小结、审核。

7.再次核对受检者相关信息，确保准确无误后，操作者在导诊单相应栏内签工号或全名。告知受检者下一体检项目并做好指引。

8.用 75% 酒精棉片擦拭手柄及脚踏电极板进行消毒。

9.下班前关闭水电、门窗、仪器设备、计算机电源，按消毒规范对仪器进行终末清洁消毒，整理工作环境，准备第二天体检用物。

　　10. 每周一下午整理内务，做好诊室清洁（包括卫生死角）。

　　11. 每日统计该项检查参检总人数，月底进行总结。

十三、内脏脂肪检查操作流程

1. 提前 15 分钟到岗，做好体检前准备。

2. 打开设备电源，登录体检软件，运行内脏脂肪系统，进行仪器日常校对，待检查软件系统、设备正常运行后方可接待受检者，填写内脏脂肪仪器交接本。

3. 接待受检者，核对受检者基本信息：姓名、性别、年龄、体检号、工作单位、体检项目。

4. 向受检者讲解内脏脂肪检查的注意事项及意义。询问受检者是否空腹，有便意或尿意者先排便、排尿，告知受检者：体内放置医用电子设备（如钢板、人工起搏器），手腕、足踝、腰腹部有伤口，处于妊娠期者都不宜做此项检查。

5. 输入受检者信息：体检号、姓名、性别、年龄、身高、体重、腰围，协助受检者平卧，取下随身携带金属物品，露出腰腹部（注意腰腹部位于硬板中间），保持安静状态。

6. 将测量杆中线放于受检者肚脐中心位置，告知受检者平静呼气后屏住呼吸，按下测量杆上开始键。根据提示进行下一步操作，协助受检者安放腹部电极和四肢电极，告知受检者平静呼气后屏住呼吸，按下开始按钮。

7. 测量完毕，取下腹部电极和四肢电极放回原处，擦净电极板上的导电膏。

8. 传送图文报告，查对传送的报告信息与体检软件所显示的受检者信息是否一致，确认结论无误后方可进行小结、审核。

9. 再次核对受检者相关信息，确保准确无误后，操作者在导诊单相应栏内签工号或全名。告知受检者下一体检项目并做好指引。

10. 用75%酒精棉片擦拭导联线、电极夹、电极板进行消毒。

11. 下班前关闭水电、门窗、仪器设备、计算机电源，按消毒规范对仪器进行终末清洁消毒，整理工作环境，准备第二天体检用物。

12. 每周一下午整理内务，做好诊室清洁（包括卫生死角）。

13. 每日统计该项检查参检总人数，月底进行总结。

十四、糖尿病早期筛查操作流程

1. 提前 15 分钟到岗，做好体检前准备。

2. 打开设备电源，登录体检软件，运行 eZscan 系统，进行设备预热自检。待检查软件系统、设备正常运行后方可接待受检者，填写糖尿病筛查仪器交接本。

3. 接待受检者，核对受检者信息：姓名、性别、年龄、体检号、工作单位、体检项目。

4. 向受检者讲解糖尿病筛查的注意事项及意义。询问受检者糖尿病史及家族史，根据病史选择相应的检查模式。

5. 无糖尿病史：专用消毒剂消毒电极板→输入受检者信息（体检号、年龄、性别、血压）→脱鞋袜后手脚放在电极板上→模式点"标准"→选择体检→点"SCAN"开始检测。

6. 有糖尿病史：专用消毒剂消毒电极板→输入受检者信息（体检号、年龄、性别、血压）→戴头套（电极贴额头）→脱鞋袜后手脚放在电极板上→模式点"专家"→选择临床→输入糖化血红蛋白值→点"SCAN"开始检测。

7. 检查完毕，传送图文报告，在体检系统录入检测数据，查对传送的报告信息与体检系统所显示的受检者信息是否一致，确认结论无误后方可点小结、审核。

8. 操作者在导诊单相应栏内签工号或全名。

9. 下班前关闭水电、门窗、仪器设备、计算机电源，清洁消毒仪器：用专用消毒剂擦拭电极板，软抹布清洁仪器。整理工作环境，准备第二天体检用物。

10. 每周一下午整理内务，做好诊室清洁（包括卫生死角）。

11. 每日统计该项检查参检总人数，月底进行总结。

十五、超声录入工作流程

1. 提前 15 分钟到岗，做好体检前准备。

2. 开启超声仪器和计算机电源，登录超声报告录入系统和体检软件，检查软件系统和设备是否正常运行。

3. 超声录入护士迎接受检者，态度和蔼，使用文明用语，热情大方，面带微笑。在接待受检者时，应首先核对受检者信息（姓名、性别、年龄、检查部位）是否正确，并做好查对工作（特别是重要单位或入职体检等，可通过提问方式进行查对）。

4. 告知超声医生受检者所检查的项目，并进入超声报告录入系统，再次检查导诊单和系统项目是否一致。

5. 准确录入超声医生所告知的描述、数据及诊断等内容并确认审核报告。若未听清或有任何疑问，应及时问清楚后再录入、审核报告。每个项目检查完毕后，向医生复述受检者的异常描述及诊断，录入护士在导诊单彩超项目前签署工号或全名。

6. 若医生告知受检者的检查结果符合重要异常结果标准，须采取相应措施。在导诊单上做好重要异常结果的标记，并在《超声专业组重要异常结果沟通记录本》上记录受检者的信息、异常超声结果，医生和受检者双签名，并及时处理此体检报告，准确无误上报重要异常结果，做好登记。

7. 在超声录入工作中，保持高度的专注力和严谨的工作态度。录入工作中遇到疑问时，及时与相关小组进行交流和沟通，避免差错事故发生。

8. 树立安全意识，确保受检者的安全。对于老弱及行动不便的受检者，应主动搀扶，预防跌倒（坠床）等事故。

9. 协助所在区域的导检工作，合理分流，维持排队秩序。

10. 每天彩超录入完成后，进行再次查对，确保所有信息、结果准确无误。

11. 每日下班前关闭所有电源设备，清洁设备及床单位，整理工作环境，准备第二天体检用物（擦纸巾、耦合剂、一次性检查手套、治疗巾、隔离膜等）。

12. 每周一下午整理内务，做好诊室清洁（包括卫生死角）。

十六、不合格血液标本处理流程

检验科返回的不合格标本类型有：结果异常需再次复核；血液标本乳糜；溶血、凝血标本；试管颜色与所检项目不符；血液标本量过少或无。

1. 检验科返回不合格标本，应于"复采血标本登记本"详细登记（姓名、性别、年龄、体检代码、不合格原因、复采项目），交接双方签字确认。

2. 接到复采血信息的工作人员第一时间电话通知受检者，告知原因及相关注意事项，做好通知时间（具体到分钟）、通知人等信息登记，打印正确的需要重新采血的条码粘贴于"复采血标本登记本"相应页内，同时做好记录，对多次不接听电话者以短信告知。

3. 结果异常需再次采血复核者，电话询问病史，如受检者知晓该项目以前异常情况，告知可不复查，同时回复检验科，登记本记录签字确认。复采血者，采集好的血液标本登记单独交检验科，同时交接双方签字。

4. 乳糜血者告知清淡饮食三天以上再来重新采血。

5. 如遇受检者未按时来复采，超过一周者，应有再次沟通时间的记录，如受检者拒绝复查或因路途遥远等其他原因不来复查，及时通知检验科做相应处理。

十七、不合格大小便标本处理流程

标本返回不合格类型有：结果异常需复查；试管与检查项目不符；标本量过少或无。

1.首接负责制：接到标本不合格的工作人员全程负责该受检者标本复采，包括通知复采、追踪结果、做好记录等。

2.接到不合格标本返回应将受检者体检号、姓名、性别、年龄、不合格标本名称、不合格原因，详细记录于《标本复采登记本》，交接双方签字。

3.首接人员第一时间通知受检者，告知其需复采标本名称、复采原因及注意事项和复采流程，并给予安抚，做好通知时间（具体到分钟）、通知人等信息登记，打印正确的条码粘贴于"标本复采登记本"相应页内，同时做好记录，对多次不接听电话者以短信告知。

4.复采后标本做好登记并单独交检验科，同时交接双方签字。

5.如遇受检者未按时来复采，超过一周者，应有再次沟通时间的记录，如受检者拒绝复查或因路途遥远等其他原因不来复查，及时通知检验科做相应处理。

十八、异常血压的处理流程

（一）低血压

1. 受检者第一次血压测量 ≤ 90/60 mmHg 且 > 80/50 mmHg 时，嘱其空腹项目完成进食后复测血压，若第一次复测正常，即可完成一般检查。若复测仍低于正常范围，嘱其休息 30 分钟后再复测第二次，做好记录并嘱其密切观察血压变化，养成自我监测血压的习惯。若受检者不愿复测血压，告知低血压的危害性，并让受检者在导诊单上签字确认，并在"一般情况特殊事件记录本"上详细记录。

2. 急诊低血压处理：受检者血压测量 ≤ 80/50 mmHg 时，立即使用水银血压计进行复测，复测两次仍低者，应立即暂停其他体检项目，通知医生，并在"一般情况特殊事件记录本"上详细记录受检者姓名、性别、年龄、单位、血压、时间并签字，嘱咐受检者 30 分钟后再次复测血压。

（二）高血压

1. 受检者第一次血压测量 ≥ 140/90 mmHg 且 < 180/110 mmHg 时，嘱其安静休息 30 分钟后进行复测血压，若第一次复测正常，即可完成一般检查。若复测仍高于正常范围，嘱其休息 30 分钟后再复测第二次，做好记录并嘱其密切观察血压变化，养成自我监测血压的习惯。若受检者不愿复测血压，告知高血压的危害性及

注意事项，在导诊单上注明"本人已知晓风险且放弃处理"，让受检者在导诊单上签字确认，并在"一般情况特殊事件处理本"上做好详细记录。

2. 急诊高血压处理：受检者血压 ≥ 180/110 mmHg 时，立即使用水银血压计进行复测，复测两次仍高者，应立即暂停其他体检项目，通知医生，并在"一般情况特殊事件记录本"上详细记录受检者姓名、性别、年龄、单位、血压、时间并签字，嘱咐受检者 30 分钟后再次复测血压。

（三）特殊处理

若测得受检者血压 ≥ 180/110 mmHg 或 ≤ 80/50 mmHg，受检者不愿接受临时处理，应告知风险并嘱其就诊，在导诊单上注明"本人知晓风险且放弃处理"，让受检者在导诊单上签字确认，并在"一般情况特殊事件处理本"上做好详细记录。

十九、重要异常结果报告管理流程

1. 重要异常结果报告须及时出具，由专人负责发放，并与健康档案室工作人员做好交接。

2. 在重要异常结果登记表上做好标记，交医生出具主检报告。

3. 专人仔细查对当日"重要异常结果"报告，如遇有疑问、有误的报告及时询问、及时更改，确保无误及时发放。

4. 有部分项目延期的重要异常结果报告，为确保受检者能及时就诊，重要异常结果报告负责人员应及时与受检者进行沟通，将延期项目分单处理，未延期项目优先出具报告。

二十、公务员录用体检报告管理流程

1. 体检项目完成后将导诊单交回，将延期导诊单和项目已完成的导诊单分类放置。

2. 已完成项目的导诊单，交由主检医生出具报告。

3. 主检报告完成后，由专员负责核对，无误后装订，在体检医疗机构签章处盖鲜章。

4. 复查项目需主检医师进行审核，将复查项目做好登记并交予前台组。

5. 怀孕者须主检医生出具报告，报告给予单位，孕后补检未完成项目。

6. 所有体检结论汇总于表格，发单位联系人。

7. 注意事项：

（1）有交照片者，照片贴于体检报告首页右上角。

（2）复查项目登记于电子表格。

（3）核对公务员录用体检报告，体检表与系统电子报告必须一致。

第五章　护理礼仪规范

一、护士语言规范

1.真诚微笑，主动问候，口齿清楚。对受检者要礼貌热情，主动接待。

2.普通话服务，态度和蔼，语言文明，解释耐心，杜绝冷、硬、顶、推。执行首问负责制。

3.学会用通俗的语言，清楚、简洁地回答问题，如果遇到自己不知道的问题时，不能直接回答"不知道"，让受检者稍等，立即寻找他人帮助，了解清楚后，再返回给予答复。

4.尊重他人的人格和权利，对所有人一视同仁，学会倾听，缓解冲突，增加沟通。

5.面对来检者，护士应面带微笑起立迎接，主动询问，并提供适当帮助。

6.工作时不谈论与工作无关的内容，杜绝谈论受检者的隐私。

7.常见礼貌用语：

（1）问候语。体检中常见问候语有："您好""您早""早上好"等，除此之外，两人相见也可以微笑和点头示意。

（2）介绍语。先把年轻人介绍给长辈、男士介绍给女士、地位低者介绍给地位高者。介绍礼讲究尊者为先。如某某先生/女士，请允许我向您介绍……。

（3）求援语。请求他人帮助时，应礼貌使用表示请求词语。常见求援语有："对不起，请问一下""劳驾，请帮一下忙""对不起，打搅您一下"。

（4）致谢语。在工作、学习、生活和社会交往中，得到了他人支持、理解、帮助、配合等，应向对方说致谢话语。常见致谢语有："谢谢""您辛苦了""麻烦您了""谢谢您的合作""感谢您配合"等。

（5）致歉语。因为种种缘故做了妨害他人的事，给对方造成不愉快、损失甚至伤害，需向对方致歉。常见致歉语有："对不起""实在抱歉""请原谅""真过意不去"等。

（6）送别语。受检者离开时应用送别语，将受检者送至电梯口或者大厅，微笑道别并使用道别语。常见送别语有："再见""请慢走""保重"等。

8.常见场景用语：

（1）接听电话：

①电话铃声响后，及时接听电话，三声之内接听最为恰当。

②问好及自我介绍："您好"之后，简单介绍自己的单位及科室，同时确认对方身份。

③问询对方找谁，有何事："请问有什么可以帮您的吗？"

④向他人传呼电话时，应走到跟前轻声转达，不要大声喊叫。

⑤如所找之人不在，应礼貌通知对方其去向或问询对方是否需要转达留言，并记下来电话者姓名、事由："不好意思，××现在不在，请问有什么需要转达的吗？"记住事件要点，并及时转达。

⑥谈话结束时道"再见"，等对方挂机后再放下电话。

⑦态度耐心、和蔼、亲切。

⑧声调柔和、悦耳、热情。

⑨电话轻拿轻放。

⑩注意通话效率，要有时间观念。

（2）与院内人员来往时：

①院内同事见面点头示意或主动打招呼问好。

②领导、检查人员、参观者、维修人员等到科室来应起身问询并热情接待。

③使用"请""请问""对不起""打扰您""您""您好""谢谢""谢谢配合""您慢走""请坐""请稍等""您这边请""您慢慢讲""再见"等礼貌用语。

④使用礼貌贴切的敬称。

⑤尊重对方，微笑待人，表情和善。

（3）接待受检者时：

①起立、微笑，热情相迎。

②问好及询问："您好，请问有什么可以帮您的吗？"

③过程中的礼貌用语：如"请您把外套脱下挂在衣帽架上！"

④称呼应使用尊称如"先生""女士""老师""爷爷""婆婆""小朋友"等。

⑤明确对方在社会上的职务时，则称呼对方"姓氏＋职务"。

二、护士仪容礼仪规范

（一）面部修饰

1. 基本原则：适度性原则、协调性原则、表现个性原则、仪容与素质统一原则。

2. 基本要求：形象端庄、整洁简约、淡妆上岗、自然柔和、得体大方。

3. 注意问题：妆容体现职业特点，勿化浓妆，禁忌离奇出众，勿使妆容残缺，及时补妆，勿当众化妆，勿评论他人的妆容。

（二）工作发型

1. 基本原则：整洁、简练、明快、方便、自然。

2. 基本要求：女士短发不到肩，长发须成发髻，勿有碎发；刘海不过眉，不戴夸张头饰。男士头发整洁，不留长发、胡须。

3. 注意问题：不染彩色头发，不留奇异发型。

（三）肢体的修饰

1. 手部的清洁与保养。

2. 指甲保持干净不宜过长，其长度不应过手指指尖。

3. 不可涂抹指甲油或任何美甲彩绘。

（四）目光表情

1.基本原则：谦恭、友好、真诚、适时。

2.基本要求：目光自信、亲切友善，微笑自然。

3.注意问题：做到整体配合，力求表里如一，体现一视同仁，注意环境与场合，学会控制不良情绪。

4.面容表情禁忌：高傲、待人冷冰、厌烦、嘲笑、狂笑、大笑、假笑及其他不得体的面容表情等。

三、护士服饰礼仪规范

1. 基本原则：符合护士专业特点。

2. 基本要求：实用、防护、统一。

3. 护士服的着装要求：

（1）仅供护士上班时着装。

（2）佩戴工作牌。

（3）整齐清洁、不可有血迹和沾污。

（4）简约端庄、得体舒适。

4. 口罩的佩戴要求：

（1）保持清洁美观。

（2）不可露出鼻孔。

（3）不使用时不宜挂于胸前。

5. 护士鞋的要求：

（1）样式简洁，以平跟或浅坡跟、软底为宜。

（2）颜色以白色或乳白色为佳。

（3）要注意防滑、舒适干净。

四、护士仪态礼仪规范

（一）体态原则

护士站、坐、行的仪态目标是稳重、端庄、大方、优美。

（二）共同要求

颌首、目光平视、表情自然、挺胸收腹、两肩收紧，自然向后。

（三）护士的手势

1.基本要求：

（1）使用规范的手势。

（2）手势的使用宜少忌多。

2.禁忌手势：

（1）易于误解的手势。

（2）不卫生的手势。

（3）不稳重、失敬于人的手势。

（四）护士的站姿

1.女护士基本站姿：

（1）头正颈直，双眼平视，嘴角微微上翘；表情平和，面带微笑，双目平视前方，目光柔和。

（2）两肩外展，双臂自然下垂，双手相握。

（3）挺胸收腹，收臀并膝。

（4）两脚呈"V"或"丁"字形，两手交叉于下腹部。

2. 男护士基本站姿：

（1）可右手握住左手腕上方，自然贴于腹前。

（2）双脚平行分开，不超过肩宽。

3. 禁忌的站姿：

（1）驼背耸肩，凹胸凸腹，撅臀屈膝，东倒西歪，两腿交叉或双手搁在口袋里，给人以敷衍、轻蔑的感觉。

（2）双手抱肘或手插兜内及懒散、随便地倚在检查床旁、墙或电梯旁。

（3）双手背于身后或插兜并无视对方。

（4）背朝对方，侧转身体可表示厌恶和轻蔑。

（五）护士的坐姿

1. 规范的坐姿：

（1）坐下时将右脚后移半步，双手放于身后顺势从腰间向下理顺工作服轻坐于椅子上。

（2）臀部占椅面的 1/2 ~ 2/3。

（3）上身自然挺直，双手相握，双手拇指自然弯曲向内，交叉相握于腹前双膝轻靠。

（4）双膝自然并拢，双脚平正放松。

2. 入座与离座：

（1）入座轻稳，动作协调。

（2）左进左出，落座无声。

（3）离座谨慎，自然稳当。

（六）护士的行姿

1. 规范的行姿：

（1）行走时，昂首挺胸，身体伸直，走路轻柔。

（2）起步时身体前倾，重心在前，脚尖前伸，步幅适中。

（3）直线行走，尽量靠墙行走，把中间走道留给受检者。

（4）双肩平稳，两臂摆动，摆幅不超过 30°，全身协调，匀速行进。

2. 禁忌的行姿：方向不定，瞻前顾后，速度多变，声响过大，内外八字，体不正直，勾肩搭背。

（七）护士的蹲姿

1. 正确的蹲姿：

（1）下蹲时一脚在前，一脚在后，双膝并拢，理顺身后工作服。

（2）头略低，目光注视物品，上身挺直前倾，两腿靠紧下蹲。

（3）前脚全脚掌着地，小腿基本垂直于地面，后脚脚跟抬起，前脚掌着地，臀部要向下。

2.禁忌的蹲姿：

（1）面对他人下蹲。

（2）背对他人下蹲。

（3）下蹲时双腿平行叉开呈"洗手间姿势"。

（4）女性穿短裙下蹲时低头、弯背、弯上身、翘臀部。

五、护士行为礼仪规范

（一）引导礼仪

1.四指并拢，拇指靠向食指，手掌伸直，由身体一侧自下而上抬起，以肩关节为轴，手臂摆到距身体 15 cm。

2.目视受检者，面带微笑。

3.引导受检者时需走在受检者左侧 2 ~ 3 步距离。

4.指引时，不可用单一手指指引。

5.禁忌：目光和手势不一致，手势矫揉造作。

（二）电梯礼仪

1.若电梯内有人时，侧身在电梯按钮一侧按住"开"，等受检者先上，自己最后进入，面向电梯门口并站到电梯开关侧。

2.电梯到达目的地，如电梯内人多应先到电梯外侧控制"开"按钮，等受检者全部出电梯后再走出电梯。如受检者不多，在电梯内控制"开"按钮，等待受检者优先离开。

3.若电梯内无人时，在受检者之前进入电梯，按住"开"的按钮，再请受检者进入。电梯到达目的地，受检者优先出电梯。

（三）上下楼梯礼仪

1.引导受检者上楼时，应让受检者走在前面，工作人员走后面。

2.男士引导女士上楼时，为表示尊重，应走在女士的前面。

3.下楼时，工作人员应走在前面，受检者在后面，注意受检者的安全。

4.上下楼梯时，不要和别人抢行，出于礼貌，可以请对方先走。

（四）鞠躬礼仪

1.基本要求：在标准站姿的基础上，以腰部为轴，上体前倾15°～30°，前倾过程中，肩部和腰部呈直线，不可弯腰驼背，两手随身体前倾自然下滑，目光向下注视身前 1.5 m 的地面，面带微笑，配合"您好""非常感谢""您慢走"等礼貌用语。

2.禁忌：目光下移，表情呆板，动作幅度过大，弯腰驼背。

（五）岗位礼仪

1.上岗礼仪：熟悉各类规章制度，了解各诊室各岗位职责、工作量、受检者单位等基本情况。

2.早安礼仪：早上见人道早安，精神饱满，心情愉悦。进入他人办公室，先敲门，经允许后方可进入。

3.下班礼仪：下班离岗前，应对同事说声"再见"，对组员问一声"有没有需要做的工作"或"您辛苦了，我先走了"等。

4.接待来访礼仪：来访者是上司、长辈，应站起来行注目礼，态度要热情。与同事谈事要认真听，未能解决的事情要委婉解释原因或经请示领导后答复。

5.接诊礼仪：接诊期间，不接听私人电话，不做与接诊无关的事情。

6.汇报工作礼仪：遵守时间，不可失约；轻轻敲门，经允许后才能进门；汇报时要注意仪表、姿态；内容要实事求是，口齿清晰，条理清楚；告辞时要整理好自己的材料、衣着与茶具、座椅，当领导送别时说声"谢谢"或"请留步"。

7.听取汇报礼仪：应守时，及时招呼汇报者进门入座；善于倾听，可用目光交流，配点头等体态动作。

8.会议礼仪：提前5～10分钟到达会议室，认真听取会议精神和讲话，注意力集中，重要内容应做好笔记。发言时，身体立正，落落大方，声音清晰响亮；散会时收拾资料、桌椅；将手机调为振动模式。

第六章 医院感染管理

一、手卫生管理规范

1. 手卫生包括洗手、卫生手消毒和外科手消毒。

2. 手卫生设施要求：各诊室均应设有水龙头、皂液、擦手纸、洗手流程图及垃圾桶。各诊室内、电梯口、巷道等公共区域应配速干手消毒剂，诊室内速干手消液应放于人员方便拿取处。

3. 每月对重点部门进行手卫生消毒效果的监测，当怀疑流行暴发与医务人员手有关时，及时进行监测。

4. 所有医务人员必须掌握正确的手卫生方法，保证洗手与手消毒效果。

5. 医务人员必须正确掌握洗手及手消毒指征。

6. 进行侵入性操作时必须戴无菌手套，戴手套前后必须洗手。

7. 医务人员手卫生标准：

（1）卫生手消毒，监测的细菌菌落数应 $\leqslant 10\ \text{cfu/cm}^2$。

（2）外科手消毒，监测的细菌菌落数应 $\leqslant 5\ \text{cfu/cm}^2$。

二、医疗废物管理规范

1. 根据医疗废物的类别，将医疗废物分置于符合《医疗废物专用包装物、容器的标准和警示标识的规定》要求的包装物或者容器内：感染性废物放入黄色医疗废物袋，损伤性废物放入锐器盒。

2. 在盛装医疗废物前，应当对医疗废物包装物或者容器进行认真检查，确保无破损、渗漏和其他缺陷；放入包装物或容器内的医疗废物不得取出。

3. 化学性废物中批量的废化学试剂、废消毒剂应当交由有资质的专门机构处置。

4. 体温计破裂、血压计汞泄露发生后应按如下操作进行处理：

（1）戴帽子、口罩、手套，打开门窗。

（2）用湿润的小棉棒或胶带纸将洒落在地面上的水银粘集起来，放进可以封口的小瓶中，并在瓶中加入少量水，瓶上写明"废弃水银"字样，交医疗设备处统一处理。

（3）当汞滴散落在缝隙中或十分细小时，可取硫磺粉直接撒到被汞污染的地面或地缝中，使之产生化学反应形成不能蒸发的固体硫化汞，放置4小时后清扫。

（4）破损的体温计属于损伤性废物，放入锐器盒。

（5）处理完毕后认真洗手、漱口。

5. 做好与保洁公司的交接，认真填写《医疗废物科室回收登记本》，每日交接的医疗废物必须分类以公斤记录，经双方确认后签名。

6. 盛装的医疗废物达到包装袋或者容器的 3/4 时，应当使用有效的封口方式，使包装袋或者容器的封口紧实、严密。

7. 包装袋或者容器的外表面被感染性废物污染时，应当对被污染处进行消毒处理或者增加一层包装。

8. 盛装医疗废物的每个包装袋、容器外表面应当有警示标识。

9. 运送人员每天从各科室将分类包装的医疗废物按照规定的时间和路线运送至医疗废物暂存点。

10. 运送人员在运送医疗废物前，应当检查包装袋或者容器的标识、标签及封口是否符合要求，不得将不符合要求的医疗废物运送至医疗废物暂存点。

11. 运送人员在运送医疗废物时，应当防止造成包装袋或容器破损和医疗废物的流失、泄漏和扩散，并防止医疗废物直接接触身体。

12. 运送医疗废物应当使用防渗漏、防遗撒、无锐利边角、易于装卸和清洁的专用运送工具。每天运送工作结束后，运送人员应当对运送工具及时进行清洁和消毒。

13. 建立医疗废物暂时贮存设施、设备，不得露天存放医疗废物；医疗废物暂时贮存的时间不得超过 2 天。建立的医疗废物暂时贮存设施、设备应当达到以下要求：

（1）暂时贮存场所须分办公室、医疗废物贮存间、车辆存放间，其总面积与医院床位数匹配。

（2）远离医疗区、食品加工区、人员活动区和生活垃圾存放场所，方便医疗废物运送人员及运送工具、车辆的出入。

（3）有严密的封闭措施，设专（兼）职人员管理，防止非工作人员接触医疗废物。

（4）有防鼠、防蚊蝇、防蟑螂的安全措施；防止渗漏和雨水冲刷；易于清洁和消毒；避免阳光直射。

（5）设有明显的医疗废物警示标识和"禁止吸烟、饮食"的警示标识。

14. 暂时贮存病理性废物，应当具备低温贮存或者防腐条件。

15. 将医疗废物交由重庆市卫生健康委员会和市环境保护行政主管部门许可的医疗废物集中处置单位处置，依照危险废物转移联单制度填写和保存转移联单。

16. 对医疗废物进行登记，登记内容应当包括医疗废物的来源、种类、质量或者数量、交接时间、最终去向以及经办人签名等项目。登记资料至少保存 3 年。

17. 医疗废物转交出去后，应对暂时贮存地点、设施及时进行清洁和消毒处理。

18. 禁止任何人员转让、买卖医疗废物；禁止邮寄医疗废物；禁止用非医疗废物专用车运送医疗废物；禁止将医疗废物与人在同一运输工具上载运；禁止在非收集、非暂时贮存地点倾倒、堆放医疗废物；禁止将医疗废物混入其他废物和生活垃圾；禁止在内部运送过程中丢弃医疗废物。

三、无菌物品管理规范

1. 无菌物品存放区域温度应低于 24 ℃，湿度应低于 70%。

2. 无菌物品存放架或存放柜距离地面 ≥ 20 cm，距离墙壁 ≥ 5 cm，距离天花板 ≥ 50 cm。

3. 严格手卫生管理，接触无菌物品前洗手或手消毒。

4. 无菌物品包装完整，无破损，有效期内，存取应做到左进右出、前拿后放，近效期优先使用。

5. 经过灭菌处理的物品应有物品名称、灭菌指示胶带、失效日期及签名或工号。

6. 开启后无菌物品详细注明开启、失效日期、开启人，确保在有效期内使用。

7. 每周清洁整理存放区域，注意卫生死角。

四、基本清洁消毒管理规范

（一）地面和物体表面的消毒

1.科室地面的清洁与消毒：地面无明显污染时，采用湿式清洁，每日 2 次；每日用含有效氯 500 mg/L 的消毒剂消毒 1 次；当地面受到受检者血液、体液等明显污染时，先用吸湿材料（毛巾或纸巾等）去除可见的污染物，再用含有效氯 2 000 mg/L 的消毒液喷洒消毒作用 30 分钟后再清洁，使用后的吸湿材料作为医疗废物处理。

2.科室物体表面的清洁与消毒：桌子、椅子、卫生间等物体表面无明显污染时，采用湿式清洁，每日 1 次；每日用含有效氯 500 mg/L 的消毒液擦拭消毒 1 次；当物体表面受到受检者血液、体液等明显污染时，处理方法同地面消毒。擦拭不同单元物品之间应更换布巾并做手卫生，若戴手套应更换手套并做手卫生；各种擦拭布巾应分区使用，用后统一清洗消毒，干燥备用。

（二）检查室的清洁消毒管理

1.检查室布局合理，清洁区、污染区分区明确，标志清楚；设流动洗手设备；做到一人一诊室，以减少污染机会。

2.进入检查室人员必须着工作服、衣帽整齐，凡私人物品不得带进检查室。

3.检查室环境物表每日应清洁、消毒至少 1 次。

4. 检查室物表日常清洁消毒工作应采取湿拭方法，保持室内湿度。如遇污染，根据污染危险度可增加消毒剂浓度、清洁/消毒频率。

5. 检查室空气消毒，可使用紫外线照射，每日消毒至少1次，每次不少于30分钟。

6. 检查室隔帘应保持清洁，定期清洗，遇污染应及时更换、清洗与消毒。

7. 医院感染负责专人每周应对检查室环境物表清洁消毒效果进行督查。

（三）床单元的清洁与消毒

各诊室应保持床单元的清洁，床单元的清洁与消毒，应每日1次进行清洁与消毒，遇污染时应及时清洁与消毒。一次性床单或无菌治疗巾等直接接触受检者的床上用品，应一人一更换。

（四）常见诊疗用品的清洁与消毒

1. 需重复使用的用品或器材均需彻底清除黏着物，再根据器材性质进行灭菌处理。

2. 接触完整皮肤的医疗器械、器具及物品，如听诊器、心电图导联、血压计袖带等应保持清洁，遇污染时应及时清洁与消毒。

（五）电梯的清洁消毒

1. 电梯内应保持清洁，每日常规湿式清洁消毒 2 次，使用含有效氯 500 mg/L 的消毒液擦拭常规消毒，当电梯内受到受检者血液、体液等明显污染时，采用含有效氯 2 000 mg/L 的消毒液覆盖并移除污染物，再用含有效氯 2 000 mg/L 消毒液擦拭消毒。

2. 电梯运送医疗废物后，应进行清洁消毒，采用含有效 500 mg/L 的消毒液擦拭消毒。

五、职业暴露处理规范

（一）血液、体液暴露部位紧急处理

医务人员皮肤暴露于患者血液或体液后，用皂液（或肥皂）和流动水清洗；黏膜暴露于患者血液或体液后，用生理盐水或流动水反复冲洗 5 分钟以上。

（二）损伤部位紧急处理

在损伤部位旁边自近心端向远心端轻轻挤压，但禁止挤压伤口，尽可能挤出损伤后的血液，用流动水冲洗 5 分钟以上；再用医用消毒剂进行消毒处理；严重者进行损伤部位包扎。

（三）了解暴露源血源性疾病患病情况、报告科室负责人

发生职业暴露的医务人员应立即追溯暴露源患者血源性疾病（如 HIV、HBV、HCV、梅毒等）患病情况，并将职业暴露情况和暴露源情况及时报告科室负责人，随后填写职业暴露登记表，通过 OA 系统职业暴露上报流程或纸质职业暴露表进行上报。

第七章　健康管理护理

一、健康信息收集规范

1. 健康信息采集的原则是客观、真实，健康管理护士需根据调查表的内容如实收集相关信息。

2. 收集资料前健康管理护士须熟悉所要使用的健康信息记录表的每一项内容，并定期接受培训，在使用健康信息记录表前需进行预调查。

3. 签署知情同意书：知情同意书要由被调查对象自主、自愿签署，健康管理护士不得诱导和胁迫。

4. 开始调查时需要按问卷各项顺序逐一询问和记录。

5. 健康信息采集的注意事项：工作单位应填写目前所在单位的全称，离退休者填写最后工作单位的全称；联系人姓名需填写和健康管理对象关系紧密的亲友姓名；既往史需填写现在和过去曾经患过的某种疾病，包括本次健康记录时还未治愈的慢性病或反复发作的疾病；家族史是指直系亲属中是否患有所列出的具有遗传性或者遗传倾向的疾病或症状。

6. 健康信息采集表的核查：完成信息采集后要查看是否有漏问、漏填的项目，以及填写的位置是否正确等，并及时改正。

7. 利用一般常识和医学常识，对所采集的健康信息进行不合逻辑识别，看是否有违背常识的数据，并及时改正。

8. 结束信息采集后，须填写健康管理护士的姓名和日期，并将资料妥善保管。

二、健康风险评估规范

1. 健康管理护士采集评估所需信息时实行"首问负责制"，务必保证这些信息准确无误、真实可靠，它直接关系着后续的风险度计算及其结果。

2. 评估所需信息必须完整收集，包括生理、生化数据，生活方式信息，个人及家族健康史，其他危险因素如精神压力，态度和知识方面的信息（有时候需要）。除了允许缺失的项目及特殊注明的项目以外，不允许出现空项。

3. 选择合适的评估工具，并将健康管理对象的危险因素代入计算结果。

4. 健康风险评估报告包括个人健康信息汇总报告、疾病风险评估报告、生活方式评估报告、个性化膳食处方、运动处方以及危险因素重点提示。

5. 疾病风险评估报告是评估报告的主要部分，病种主要包括缺血性心血管疾病、肺癌、糖尿病、高血压等慢性病的风险评估。报告包括疾病风险评估结果、危险因素状况、可改善的危险因素提示三部分内容。

6. 评估结果应包括个人患病风险（绝对风险）、人群风险（相对风险）以及个人可降低风险。

7. 健康管理护士需在评估报告后附上评估报告的简要解释、医生的详细解读以及和个人评估结果的相关健康教育信息，以方便健康管理对象了解评估报告的内容。

三、健康管理方案制订

1. 健康管理护士制订健康管理方案要明确的总体目标（或称远期目标）和切实可行的具体目标（或称近期目标），才能体现计划的整体性和特殊性，才能保证事半功倍。

2. 健康管理护士在制订方案时要尽可能预计到实施过程中可能发生的变故，要留有余地，并制订应变措施，以确保方案顺利实施。

3. 制订方案时要从实际出发，做好周密细致的调查研究，根据管理对象的健康问题、知识水平、思想观念、经济状况等客观资料，制订个体化的真正符合实际情况的方案。

4. 制订营养干预方案之前，需要充分评估管理对象的饮食喜好、基本健康情况和疾病史等，制订个体化的膳食营养处方。

5. 在制订运动处方之前，需要先进行健康诊断，了解健康状况和运动禁忌，再进行体力测验，和管理对象一起制订运动的主要目标，选择合适的练习内容和手段，最后再制订出个体化的运动处方。

四、健康管理护理计划实施

1. 高血压的健康管理护理计划实施时，要注意对高血压患者进行危险分层，再确定随访频率、干预的方式和干预的强度。

2. 根据高血压患者的血压水平、伴随危险因素和并发症情况进行分层，对于高血压危险度高、自我管理意识差的人可以适当增加随访频率和时间。

3. 低危的管理对象可以采取公众号科普文章推送等成本最低的干预方式，中高危高血压患者采用电话干预，电话沟通不成功的人群采用短信通知的方式并做好记录。

4. 糖尿病的健康管理实施中应特别注意对糖尿病患者的健康教育和自我管理能力的培养。

5. 自我血糖监测是指导血糖控制达标的重要措施，所以护理计划实施过程中务必教会管理对象进行自我血糖监测。

6. 糖尿病的健康管理实施中，合理膳食和运动至关重要。饮食要特别注意控制总能量的同时要均衡饮食，不吃高升糖指数的食物。运动要防止运动损伤和意外，特别注意预防低血糖的发生。

7. 肥胖人群的健康管理中，根据管理对象是否患有其他慢性病，如糖尿病、高血压、冠心病等，将肥胖分为单纯性肥胖和重症肥胖，单纯性肥胖执行常规干预方案，重症肥胖者执行强化管理干预方案。

8. 肥胖人群的干预要求应注意控制总能量的摄入，增加身体活动量，采用行为疗法，制订具体可行的减肥目标。

9. 戒烟的干预方法可以用五日戒烟法和自我戒烟法，选择适合管理对象的方式来指导戒烟，戒烟过程中应注意在戒烟后1周、1个月和3个月按时随访，以确保戒烟计划顺利进行。

五、健康管理效果的动态评估和评价

1. 健康管理护士在对高血压患者进行健康管理效果评估时，应重点评估管理对象规范接受药物治疗的情况、不良生活方式改变的情况以及自我控制血压相关技能掌握情况。

2. 健康管理护士在每个健康管理年度对管理对象进行血压控制评估。按照全年的血压控制情况，分为优良、尚可、不良共 3 个等级。

3. 在开展高血压生活方式干预之后要开展效果评估，一般以 2 个月为宜，无论是营养与膳食指导还是身体活动指导，一般 2 个月就能显示健康效应。

4. 健康管理护士在对糖尿病患者进行健康管理效果评估时，应重点评估管理对象的规范接受药物治疗情况、不良生活方式改变情况、自我监测血糖和血压相关技能的掌握、患者血糖控制情况等，分为达标和未达标两个等级。

5. 健康管理护士在对肥胖人群进行健康管理效果评估时，应重点评价健康饮食、适量运动的习惯养成等方面所取得的成效。除此之外，还需评估短期、中长期所取得的减肥效果。

六、护理外出健康管理服务规范

1.护理外出人员着装应规范，仪容得体，时刻保持专业素养。

2.准备工作：

（1）外出护士与外出医生或联系人提前确认出发时间、地点。

（2）备好相关物品及资料（如血压计、宣传手册、医生简介、科室宣传视频、满意度调查表等）。

3.现场工作：

（1）讲座前播放科室宣传视频、医生简介。

（2）拍摄现场照片，记录现场各种情况。

（3）协助医生选项、答疑、报告解读，测量生命体征等，做好科室宣传、健康知识宣教等工作。

（4）组织参加讲座的人员填写健康管理满意度调查表。

（5）维护现场秩序，做好参加讲座的人员的指引及安排等工作。

4.后续工作：

（1）向护士长反馈现场情况、效果等，及时记录存档（现场人数、照片等）。

（2）做好总结，及时改进，不断提升外出健康管理服务质量。

七、护理查房规范

健康管理中心的护理查房是护理工作的重要组成部分，为了让受检者得到更高质量护理，护理人员得到专业指导，其他参与者得到知识启发与更新而开展的一项重要的护理活动。护理专家、上级护师就责任护士对受检者病情汇报、体格检查、沟通交流，在掌握其全面资料的基础上，经过综合整理和分析，对受检者的护理质量、护理难点、下一步的护理方案进行讨论的过程。

（一）护理查房分类

根据被查房对象、查房的内容、查房的目的不同，护理查房分为三种形式：护理行政查房、护理个案查房、护理教学查房。

1.护理行政查房。护理行政查房是一种以护理质量安全为核心，对护理工作进行全面检查和指导的管理活动。由护理管理者组织执行，通过查房了解、指导、协调、调整护理行政管理质量过程。其目的是通过护理质量管理组织对护理工作进行监督和检查，确保护理工作质量和安全，旨在发现问题、解决问题，消除安全隐患和提高护理质量。通常由护士长主持，并由护理质量控制小组成员及中心各级护理人员参加。

2.护理个案查房。根据受检者检查报告及医疗护理特殊状况的需要有计划地安排，以解决受检者的护理方案为中心的查房形式。需要讨论解决一些特殊及疑难的问题，要拿出一些新的措施或指导性意见。通常由护士长主持，并由本护理单元内的各级护士参加，必要时应请主检医生及相关专业人员（如放射、超声、检验、心电等）参加。

3. 护理教学查房。护理教学查房是一种结合教学和健康管理实践的查房模式，以体检病例为核心，通过对检前、检中、检后护理的分析，引导参与者深入理解和掌握专科健康管理的理论和技能，提高健康管理护理能力。加深护士对护理专业知识和健康管理专业知识的理解，对所查受检者的护理程序以及健康管理的内容进行评价分析指导，对疾病所涉及的相关知识、前沿信息进行讨论，从而提升健康管理护理能力和综合素质。通常由护士长或带教组长主持，并由各级护士和（或）护生共同参与，在必要时应请相关专业人员（营养、运动、心理等）参加。

（二）护理查房的程序

1. 报告病史及查房目的：由查房责任护士报告被查房受检者的基本情况、简要病史、体检项目、护理问题、护理措施、护理效果及现存的护理难点和健康问题。

2. 介绍疾病相关知识：由查房责任护士针对查房相关的疾病概念、分类、发病特点、临床表现、实验室检查、治疗要点、健康宣教、并发症等知识进行介绍。

3. 查房效果评价：护士长或上级护师点评查房者对受检者护理问题的提出是否确切，护理措施是否正确及时有效，宣教是否到位，受检者是否满意，护理记录是否及时、完整、准确。

4. 查房讨论与总结：对受检者所实施的护理作出概括性总结。在肯定护理效果的同时，提出需注意和纠正的问题，并预见性地提出护理意见，讲解该病的新进展及开展的新业务、新技术等。

5. 护理查房示例如下：

护理查房示例

查房名称	原发性高血压的护理查房		
授课对象	健康管理中心全体护理人员	查房类型	护理查房
主查人	×××	职称	主管护师
教学查房题目	原发性高血压受检者的护理	学时数	1（35～40分钟）
查房时间	× 年 × 月 × 日 14：00		
查房目标	知识目标： 1. 能正确说出高血压的定义、诊断标准、波动规律，列举高血压的发病特点； 2. 掌握血压的测量方法及常见错误。 能力目标： 1. 能运用所学知识对高血压患者进行护理及健康教育； 2. 正确为受检者测量血压，胜任高血压受检者检后健康管理工作。 课程思政 - 素质目标： 1. 培养护理人员对高血压受检者的爱伤观念； 2. 关心、理解高血压受检者。		
查房重点及难点	重点： 1. 正确测量血压及血压的波动规律； 2. 高血压的诊断标准。 难点： 1. 高血压的发病特点、分级； 2. 高血压受检者的健康指导。		
专业英语词汇要求	原发性高血压（essential hypertension）、测量血压（measure blood pressure）、降压药（antihypertensive drugs）		
教　学　方法、教具	教学方法：讲授法、病例引导法、讨论法。 教具：多媒体、课件及图片、临床病例。		

续表

查房病例	姓名，性别，年龄，婚姻情况，既往史，现病史，手术史，过敏史，吸烟史，饮酒史，体检项目，主诉，一般情况（身高、体重、血压、体重指数、腰围、臀围、脉率），相关实验室检查（如甘油三酯、总胆固醇、高密度脂蛋白胆固醇、低密度脂蛋白胆固醇、载脂蛋白A、载脂蛋白B、血清脂蛋白、同型半胱氨酸、超敏C反应蛋白），其他检查（动脉硬化、脑血管功能、经颅多普勒、心脏彩超+心功能）……
科室意见	同意讲授 科室护士长签字： ×年×月×日

教学查房程序与内容	教学方法与时间分配
一、简要介绍查房病例及查房目的 查房病例： 原发性高血压，是健康管理中心体检发现的常见疾病，为了让全体护理人员能够全面掌握原发性高血压护理，今天对受检者×××（诊断：原发性高血压）开展护理查房。 希望通过本次护理查房，达到以下教学目标。 知识目标： 1.能正确说出高血压的定义，诊断标准，能列举老年高血压的特点； 2.掌握高血压口服药物的种类、副作用。 能力目标： 1.能运用所学知识对高血压患者进行护理及健康教育； 2.能正确测量血压。 课程思政-素质目标： 1.培养护理人员对高血压受检者的爱伤观念； 2.关心、理解高血压受检者。	2分钟讲授

续表

二、汇报病史（主管护士） 1. 一般资料：姓名、性别、年龄、婚姻等。 2. 现病史：发现血压升高 ×× 天，阵发性头晕 ×× 天。于 2023 年 4 月 3 日，于我中心测血压 170/100 mmHg，手术史，过敏史，吸烟史，饮酒史，体检项目，实验室检查…… 3. 既往史：既往有 ××× 等病史。 4. 随访、就诊、复诊经过：2023 年 5 月 2 日第一次随访情况，得知于 2023 年 4 月 10 日第一次就诊，遵医嘱服用 ×× 药物，血压控制情况；2023 年 6 月 1 日第二次随访情况，得知血压控制情况；2023 年 7 月 1 日第三次随访情况，得知血压控制情况、复诊情况。 5. 目前情况：主诉、血压情况监测。 6. 辅助检查： 心电图：窦性心律、室性早搏、心电轴左偏、原发性 T 波改变； 阳性体征：血常规、肾功、心电图、动态血压。 7. 其他护理人员补充病史及纠正。 8. 提出健康问题。 9. 护理评估： （1）一般情况评估：受检者小便正常，血压 170/100 mmHg，总胆固醇 6.39 μmol/L↑，心脏彩超：左房增大、二尖瓣、三尖瓣、主动脉瓣反流，无其他危险因素。 （2）心理因素：情绪稳定，能够积极配合治疗。 （3）社会因素：育有两子，爱人及儿子体健，家属对其关心。 （4）专科评估：高血压 2 级、心功能二级，找出存在问题： ①头昏、心悸，视物模糊、下肢水肿； ②疾病相关知识掌握情况。	5 分钟汇报
三、护理诊断、护理措施、护理评价 P1. 潜在并发症：高血压急症。 I1. 避免诱因：指导受检者就诊后按医嘱服用降压药物，防止情绪冲动，过度劳累和寒冷的刺激。	5 分钟讲授

续表

I2. 病情监测：定期监测血压，一旦发生血压急剧升高、剧烈头痛、呕吐、大汗、面色及神志改变，肢体障碍时，应立即报告，采取急救措施。 I3. 高血压急症：绝对卧床休息，抬高床头。保持安静，避免搬动。保持呼吸通畅，吸氧，安定情绪，及时就医。 O1. 受检者健康体检及接受随访期间未发生高血压急症。 P2. 舒适度的改变：头昏与血压升高有关。 I1. 严密观察头昏，心悸发作持续时间及次数。 I2. 监测患者血压的变化。 I3. 提供安静，温暖，舒适的生活环境，避免劳累紧张。 O2. 受检者健康体检及接受随访期间偶有头昏发生。 P3. 活动无耐力，心悸。与受检者年老体弱、心功能二级有关。 I1. 保证充分的休息，适当活动，控制体重。 I2. 心功能Ⅱ级，患者可以选择散步。 I3. 指导受检者家庭氧气的使用，以 2 L/min 吸入，不擅自调节氧流量，告知用氧的注意事项。 O3. 受检者健康体检及接受随访期间偶有活动无耐力，心悸。 P4. 知识缺乏：缺乏疾病预防，保健知识和高血压用药知识。 I1. 指导受检者就医后按医嘱用药，不擅自改变药物的剂量及停药，坚持用药，注意观察药物的作用及不良反应。 O4. 受检者已基本知晓高血压的疾病相关知识。	
四、介绍疾病、诊断、治疗和护理知识（以讲授及互动的形式，结合案例进行介绍） 1. 高血压的定义及诊断标准。 定义：高血压是指以体循环动脉血压增高为主要表现的心血管综合征。 诊断标准：在未使用降压药的情况下，非同日三次测量血压≥ 140/90 mmHg，即可诊断为高血压。 2. 高血压的分级、分层。 3. 老年高血压的临床特点。 （1）单纯收缩期高血压（ISH）：靶器官受损与收缩压密切相关，收缩压升高更易发生心力衰竭及脑卒中。	5分钟讲授+讨论

（2）脉压差较大：脉压反映了血液循环的波动性，是衡量大动脉僵硬程度的可靠指标。大动脉顺应性降低，收缩期不能缓解主动脉压力升高，舒张期弹性回缩差，导致脉压增高。 （3）异常血压波动：主要是收缩压波动大，一天内波动达40 mmHg，且冬季高、夏季低。因为老年人压力感受器调节血压的敏感性降低所致。 ①体位性低血压。 ②餐后低血压：主要发生于早餐后，餐后内脏血流量增加，心脑灌注不足，老年人压力反射、交感兴奋、血管活性释放肽等一个或多个调节机制障碍导致代偿不足。 ③血压的节律异常：出现超勺型和反勺型。 （4）假性高血压：老年高血压受检者伴有严重动脉硬化时，可出现袖带加压时难以压缩肱动脉，所测血压值高于动脉内测压值的现象，称为假性高血压。通过无创中心动脉压检测可获得相对较为准确的血压值。 （5）并发症多且严重：常有较严重的动脉硬化，进而导致靶器官受损，故心、脑、肾并发症较多。	
五、高血压的药物治疗 降压药物的分类、作用机制及副作用： 1. 利尿剂（呋塞米、螺内酯）通过利钠排水，降低细胞外高血容量，降低外周血管阻力而发挥降压作用。副作用：电解质紊乱如低钾血症，胃肠道反应如恶心、呕吐等。 2. β 受体阻滞剂（比索洛尔、普萘洛尔）通过抑制过度激活的交感神经活性，降低心肌收缩力，减慢心率发挥降压作用。副作用：低血压、心动过缓、心衰恶化、液体潴留等。 3. 钙通道阻滞剂 CCB（施慧达、硝苯地平缓释片）通过阻断血管平滑肌细胞上的钙离子通道，扩张血管而降压。副作用：头痛、头晕、失眠、腹痛、面部潮红、胫前水肿等。 4. 血管紧张素转换酶抑制剂 ACEI（卡托普利）通过抑制血管紧张素转换酶阻断肾素血管紧张素系统发挥降压作用。副作用：干咳、低血压、头晕、高钾血症等。	5 分钟讲授 ＋讨论

续表

5. 血管紧张素Ⅱ受体拮抗剂 ARB（厄贝沙坦、替米沙坦、坎地沙坦）通过拮抗血管紧张素Ⅱ受体发挥降压作用。副作用：头晕、头痛、高钾血症等。 6. α 受体阻滞剂（哌唑嗪）通过降低心脏的前、后负荷来降压，适用于高血压伴前列腺增生的患者。副作用：头晕、头痛、恶心、口干等。 该受检者遵医嘱服用的降压药为施慧达，属于钙通道阻滞剂，是通过阻断血管平滑肌细胞上的钙离子通道，扩张血管来发挥降压作用的。副作用：头痛、头晕、失眠、腹痛、面部潮红、胫前水肿等。	
六、护理新进展介绍 《2020 ISH 国际高血压实践指南》，关于高血压的国内外相关文献、课题、新技术新项目、发明专利。 七、提问 老年高血压患者为什么会容易发生体位性低血压？	3分钟讲授 + 提问
小结 1. 正确测量血压及血压的波动规律； 2. 高血压的诊断标准； 3. 高血压的发病特点、分级； 4. 高血压受检者的健康指导。	3分钟
参考资料 1.《内科护理学》（第6版）； 2.《中国老年高血压管理指南2019》； 3.《国家基层高血压防治管理指南（2020版）》； 4.《2020 ISH 国际高血压实践指南》。	1分钟

八、重要异常结果随访人员岗位职责

1. 从各科室汇总当日需要随访的重要异常结果。

2. 核对重要异常结果的上报信息与体检系统里面的信息是否一致。

3. 掌握重要异常结果随访规范及流程的具体内容，并根据重要异常结果随访规范及流程进行随访。

4. 按时完成随访任务并按要求进行随访登记，登记信息包括每次随访的时间、随访方式、是否就诊、随访内容和随访人。

5. 将随访过程中遇到的疑难或者重大问题登记至随访疑难问题记录表中。

6. 定期对重要异常结果随访的情况进行统计分析，每月定时开展质控会议。根据日常工作中的具体情况，不断修订重要异常结果随访的相关规范。

7. 掌握常见重要异常结果的随访话术及其相关的进一步处理方式，如相关就诊科室、进一步检查方式等。

8. 加强随访相关的医学专业知识的学习，不断提升随访工作业务能力。

9. 掌握重要异常结果相关慢性疾病的可改变危险因素、相关干预措施及效果评估方法等。

九、重要异常结果随访流程

1. 打开重要异常结果随访表及体检系统，核对受检者的基本信息及重要异常结果内容是否正确，并初步了解受检者的体检报告内容，以便后续沟通。

2. 根据受检者重要异常结果的危急程度及干预策略实行分级随访，并制订合理的随访计划。

3. 电话随访成功后，在重要异常结果随访表格中登记随访人、随访时间、就诊情况及随访情况等。

4. 如电话随访未成功（电话两遍未接、关机、挂断等电话号码有效的情况），将受检者的信息登记在短信登记表中，安排专人进行短信发放，短信内容包括姓名、重要异常结果、建议进一步处理的方式及咨询电话。

5. 如受检者电话号码提示空号，无论电话、短信均联系不到受检者的情况下，需要将受检者的基本信息及重要异常结果登记到随访疑难情况表中，通过专人联系受检者单位处理。

6. 随访中如受检者已就诊且诊断出重大疾病，如恶性肿瘤等，需要在随访登记表格中做好特殊标记。

7. 在随访过程中，若受检者对结果提出质疑或者有投诉需求，登记至质控问题登记表中，并联系相应科室（检验、放射、超声、心电等），主动致电受检者进行回复处理。

十、重要异常结果随访规范

1. 随访对象：各科室或小组上报汇总的重要异常结果的受检者。

2. 根据重要异常结果的危急程度及干预策略，将重要异常结果分成 A 类重要异常结果和 B 类重要异常结果，分别制订不同的随访计划。

3. A 类重要异常结果于体检结束 2 周内完成随访，B 类重要异常结果于体检结束 4 周内开始随访。若电话随访未成功（电话两遍未接、关机、挂断、空号），当日需进行短信随访，短信内容包括姓名、重要异常结果、建议进一步处理的方式及咨询电话。

4. 随访人员及时准确地按要求做好随访内容的登记。

5. 根据重要异常结果的不同、电话接听者是否愿意透露自身信息等不同，酌情处理沟通内容。

6. 严格使用统一的话术。如遇沟通交流比较困难的人员，也可规范化用语和个性化解释相结合。

7. 在随访过程中需要帮助者：未取得报告者及时与报告室沟通，改为发放手机报告或快递报告。

8. 对需要在本中心复查的受检者，热情接待，做好健康宣教。

十一、重要异常结果随访工作质量控制规范

（一）成立重要异常结果随访质量控制小组

组长：××

组员：××、××、××、××

（二）制订严密的分工安排，将工作细化，实行专人专管

组长：与科内各组积极沟通，全面协调；清查随访时效，做好组员具体工作安排，按照重要异常结果随访工作质量考核规范的要求进行工作抽查，统计每月随访的工作量；负责联络外联人员，解决通知及随访疑难问题；做好组内每月质量控制，带领全组做好工作优化及提升，完善组内的规范和制度；通过小组质控会、小组微信群等方式向组员传达医院及科室的管理规范、注意事项等，做好相关上报；做好半年、年度工作总结和计划。

组员1：负责做好每月重要异常结果的随访分级；负责协助重要异常结果的通知；负责完成组长分配的常规随访任务；负责每月重要异常结果随访的数据统计；负责协助组长完善和更新组内的规范和制度。

组员2：负责汇总每月需随访的重要异常结果；负责重要异常结果的通知工作；负责每月重要异常结果通知的数据统计。

组员3：负责完成组长分配的常规随访任务；负责督查组内人员随访记录的书写质量。

组员4：负责完成组长分配的常规随访任务；负责协助重要异常结果的通知。

十二、重要异常结果随访工作质量考核规范

1.按照重要异常结果随访话术规范中的要求统一话术。每月由专人对随访话术是否熟练、是否使用普通话进行随访以及随访态度是否得当进行现场抽查并做好记录。

2.按要求登记随访表格，准确无误地记录随访时间、随访方式、就诊情况及随访内容。每月由专人抽查表格填写情况并记录。

3.随访人员必须熟悉各种随访计划，在随访时效内完成各级随访。一级随访的第一次随访实行"首访负责制"，若第一次电话随访不成功，由第一次随访人员自觉完成第2～3个工作日的电话随访，若连续3个工作日电话随访仍不成功（电话两遍未接、关机、挂断、空号），需在通知及随访疑难情况登记表中登记。每周由专人抽查是否有漏打、晚打的情况并记录。

4.发送短信人员在短信发送之前须仔细核对受检者的电话、姓名、重要异常结果、进一步处理方式等信息，确保发送的短信内容准确无误。每月由专人抽查发送的短信内容是否有误、是否有短信漏发现象。

5.随访人员严格实行查对制度，包括受检者姓名、性别、年龄、重要异常结果，确保随访的内容准确无误。

第八章　护理教学管理

一、护理能力提升管理规范

1. 注重护理业务技能提高，定期开展护理业务培训及技能培训，提升队伍素质。

2. 增强服务意识，加强检前、检中、检后服务，规范护士行为礼仪，不定期开展礼仪培训及沟通交流技巧探讨活动。

3. 加强护理安全管理，加强应急预案、查对制度等安全方面相关知识培训，每年至少一次应急演练培训。

4. 鼓励护理人员加强自身学习，积极撰写论文，提高学历水平及自身素质。

5. 建立有效奖惩机制，以正面教育为主，对工作表现好、业绩显著者给予经济或精神奖励，作为科室评优条件；违反医院及中心操作规程及制度者，依据有关制度进行惩罚。

6. 加强护理质量管理，制订完善的管理制度、体检流程、技能操作规程及考核细则等，使人人操作规范化、标准化。

7. 完善职称晋升及带教师资聘任相关制度，鼓励护理人员努力进取，建立高素质、高水平护理队伍。

8. 为受检者创建温馨检区，赢得更好社会声誉，定期开展满意度调查。

9. 每年至少完成一次理论及操作考核，合格率 100%。

二、在职护士培训管理规范

为夯实护士基础理论和基本技能，加强专业训练和能力素质建设，提高健康管理中心护士业务能力，促进护理团队综合能力提升，特制订在职护士培训管理规范。

（一）成立护理培训质量控制小组

组长：×××

组员：×××、×××、×××、×××

（二）工作目标

在护理部及护士长领导下，按照护理部制订的培训管理规范，完善科室在职培训管理相关制度，加强师资培训，进一步掌握护理教学方法，规范教学管理，提升在职护士的业务能力和技能水平。

（三）工作内容

1. 每月至少进行护理业务学习1~2次，每季度操作培训2次。

2. 保证护理业务学习培训质量，制订护理业务学习培训计划（护士长拟订授课范围、题目由授课老师自拟），授课课件须经护士长审核通过后方可使用，每次讲座授课时间30分钟以上。

3. 加强护士核心制度、"三基三严"培训及考试，成绩登记入册并存档。

4.加强护士继续教育工作，重视护士职业素养和基本技能培养。

5.组织护士参加院级护士操作培训及院级业务学习，完成规定学分。

6.有计划地安排护士参加院外（市内外）学术活动。

7.每年初安排护理人员在医院进行科间轮转学习，回中心后进行轮转心得体会汇报，并将所学知识运用于日常工作中。

8.完成新进护士岗前培训，上岗培训率须达 100%。

9.新进护士：在规定时间内完成季度操作考试及季度理论考试。

10.每季度召开教学质控会议 1 次。

（四）在职护士培训与考试

1.理论培训及考试：每月开展业务学习 1～2 次，有相关培训记录。

2.理论考试：

（1）考试频率：每季度完成理论考试至少 1 次，一年内应至少完成 4 次，并有相关考核成绩分析。

（2）考试内容：《护士分层级岗位培训计划》规定的考试范围以及"三基三严"相关知识、业务学习等。

3.技能培训及考试：

（1）每季度至少进行 2 项技能培训，有相关培训记录。

（2）每项技能培训须有考核及成绩分析，考核层级及抽考人数须提前在培训计划中注明。

4. 应急演练：每年科内应组织护理应急预案演练至少 1 次。

（五）在职护士业务学习规范

1. 护理部年末将次年院级业务学习内容传达到科室，科室严格按照护理部要求组织护士学习。

2. 年初根据中心专业特点，制订分层培训计划，培训内容包括护理新技术、新业务、外出培训交流、护理安全不良事件分析等；年末进行培训总结。

3. 严格按照计划实施培训，理论培训每月 1～2 次，技能培训每季度 2 次，有相关培训记录。

4. 业务学习计划按照院级制订的业务学习/技能培训模板制订，统一格式。

5. 如有计划外的学习，严格按照院级制订的计划外护理业务学习/技能培训登记表做好登记。

6. 严格按照护理部统一要求做好理论及技能培训资料的保存工作，包括签到表、培训照片、授课课件或讲稿。

7. 护士长对业务学习计划、组织、实施、资料管理等情况定期进行督查，督查结果纳入绩效考核体系。

8. 重视在职护士完成继续教育学分工作，根据培训内容及学时申请继续教育学分。

健康管理中心业务学习计划（示例）

培训时间	授课者	培训对象	培训内容	重点	难点	备注
一月		N0—N3	前台组重点流程管理	前台组工作流程	重点环节质量控制	
		N0—N4	现代医院管理新思维	如何培养管理能力及思维	—	
二月		N0—N3	采血组重点流程管理	采血组工作流程	重点环节质量控制	
		N0—N2	公务员体检报告查对及录用标准	公务员报告质量控制	—	
三月		N0—N3	导检组重点流程管理	导检组工作流程	重点环节质量控制	
		N0—N2	卫生应急基本知识	急救目的	现场急救程序	
四月		N0—N3	流程管理	预约工作流程	重点环节的质量控制	
		N0—N3	重要异常结果管理流程	重要异常结果的意义	回访中的有效沟通	
五月		N0—N3	录入组重点流程管理	录入组工作流程	重点环节质量控制	
		N0—N2	应急预案	应急措施	如何正确快速处理应急事件	

续表

培训时间	授课者	培训对象	培训内容	重点	难点	备注
六月		N0—N3	护理技术组重点流程管理	护理技术组工作流程	重点环节质量控制	
		N0—N3	特需医疗门诊服务内容及相关流程	医疗就诊途径	核酸采集及疫苗接种	
七月		N0—N2	健康需要从"肠"计议	肠道肿瘤的筛查方式	如何保持肠道健康	
		N0—N2	体检报告检后管理流程	录入组报告管理质量控制	报告管理常见问题及处理	
八月		N0—N2	是什么让高血压年轻了	发病因素	发病机制	
		N0—N2	中医耳穴	注意事项	分布规律	
九月		N0—N2	高血脂常见误区	症状及治疗方法	血脂检查的常用指标	
		N0—N2	卵巢癌	相关检查	临床表现	
十月		N0—N2	口腔健康,从齿开始	影响牙齿健康的主要因素	龋齿的形成过程	
		N0—N2	如何预防骨质疏松	预防骨质疏松的措施	—	
十一月		N0—N4	环境卫生学及消毒灭菌	消毒灭菌监测操作方法	消毒灭菌监测数值	
		N0—N4	故事与事故	如何杜绝事故发生	—	

续表

培训时间	授课者	培训对象	培训内容	重点	难点	备注
十二月		N0—N2	走出职业倦怠的"泥沼"	产生职业倦怠的原因	如何走出职业倦怠期	
		N0—N2	健康调查问卷在健康管理中的作用	问卷调查的方式方法	—	

健康管理中心护士技能培训计划（示例）

培训时间	示教老师	培训对象	培训内容	抽考人数／人	分层级抽考率／%
一季度		N1—N3	肌肉注射	2（N1）	22
				2（N2）	5
				1（N3）	8
		N1—N2	静脉配药	2（N1）	22
				3（N2）	8
二季度		N1—N2	电动吸痰	2（N1）	22
				3（N2）	8
		N1—N2	静脉采血	1（N1）	11
				4（N2）	11
三季度		N1—N2	无菌技术	1（N1）	11
				4（N2）	11
		N1—N2	便携式血糖仪检测	1（N1）	11
				4（N2）	11

续表

培训时间	示教老师	培训对象	培训内容	抽考人数/人	分层级抽考率/%
四季度		N1—N2	心电监护仪的使用	2（N1）	22
				3（N2）	8
		N1—N4	心肺复苏+除颤	2（N1）	22
				1（N2）	3
				1（N3）	8
				1（N4）	50

三、实习护生、进修护士管理规范

为规范实习护生、进修护士的带教与管理工作，增强带教老师的责任心，提高带教质量，保证体检工作有序进行，顺利完成实习、进修任务，特制订本规定。

（一）基本要求

1. 劳动纪律。实习、进修期间，除医院规定的假日外，不另放假，如有特殊情况必须按规定办理请假手续，不得私自擅离岗位。凡未按规定办理请假手续，一律按旷工处理。请假一律凭假条，自下而上逐级审批，病假应有医院证明。实习护生、进修护士必须坚守工作岗位、不得迟到、早退，如遇受检者多时应从工作出发，服从科室安排。

2. 仪容仪表。上班期间，工作服穿戴整洁，佩戴胸牌，不准穿拖鞋，不准披发，不准戴戒指、耳环、手链等，不准穿工作服离开医院。

3. 业务学习。积极参加医院及科室各项活动，包括岗前培训、业务学习、学术会议、技术培训、考试考核等。

（二）带教目标

1. 熟悉医院及科室各项规章制度及职责。

2. 熟悉医学相关法律法规，并做到知法、懂法、用法。

3. 强化理论知识，做到理论联系实际，并很好地指导实践。

4. 熟悉科室各项工作流程、操作规程及岗位职责。

5.培养良好的工作习惯及良好的医德医风，热爱本职工作。

（三）带教内容

1.实习护生：

（1）结合科室实际情况，制订切实可行的带教计划，指定专人带教。

（2）实习护生入科热情接待，第一天需带其熟悉科室环境、布局等情况，然后通过 PPT 开展入科宣教，帮助其尽快熟悉中心工作环境及岗位流程。

（3）根据科室工作性质，分别安排实习护生在各岗位进行轮转实习。

（4）实习考核：实习期间完成操作考核，最后一周完成理论考试，如未考核及格，须补考合格后方可结束本科实习。

2.进修护士：

（1）结合科室实际情况，制订切实可行的教学计划，指定专人带教。

（2）进修护士入科热情接待，第一天需带其熟悉科室环境、布局等情况，帮助其尽快熟悉中心工作环境及岗位流程。

（3）根据科室工作性质，安排进修护士在各岗位进行轮转实习。

（4）至少参加中心业务学习 1 次。

（5）进修考核：进修 3 个月须完成小讲课 1 次，理论考核 1 次，专科技能考核 1 项。考核结果分优秀、良好、合格、不合格，不合格者待补考合格后方可结束进修。

参考文献

［1］吴欣娟，王艳梅．护理管理学［M］.4版.北京：人民卫生出版社，2017.

［2］吕文格，敖以玲，薛军霞．护理管理学［M］.北京：科学出版社，2010.

［3］国家卫生部印发《健康体检管理暂行规定》［J］.安全、健康和环境，2009，9（9）：1.

［4］李宁，黄伶智，赵丹，等．专科护理质量评价体系的研究进展［J］.护理研究，2017，31（13）：1537–1540.

［5］陈玉娟，刘令，张红亮．持续质量改进在护理质量管理中的应用［J］.中国社区医师，2018，34（4）：181–182.

［6］杨林，郝文文，殷海霞，等．护理质量管理持续改进的研究进展［J］.当代护士（中旬刊），2016（9）：19–21.

［7］梁芳．加强环节质量管理预防护理差错发生［J］.护理管理杂志，2008，8（5）：36–37.

［8］陈思，姚莉，李艳，等．运用FOCUS-PDCA程序构建健康体检护理服务模式［J］.健康体检与管理，2022，3（2）：156–160.

［9］缪薇菁．护理风险管理的研究进展［J］.中华护理杂志，2007，42（9）：830–832.

［10］常艳丽，许金中．护士在工作中如何预防院内感染［J］.中

国医疗前沿，2009，4（12）：108-109.

[11] 孙淑云，徐晓辉.护理风险管理的做法与效果［J］.吉林医学，2008，29（12）：1051-1052.

[12] 王晓红，姚莉，吴娟，等.品管圈对采血重复穿刺率的运用效果分析［J］.重庆医学，2017，46（30）：4267-4269.

[13] 中华医学会健康管理学分会，《中华健康管理学杂志》编辑委员会.健康体检重要异常结果管理专家共识（试行版）［J］.中华健康管理学杂志，2019，13（2）：97-101.

[14] 中华医学会糖尿病学分会.中国 2 型糖尿病防治指南（2020年版）［J］.国际内分泌代谢杂志，2021，41（5）：482-548.

[15] 庞文静，洪瑞青.以健康风险评估为基础的干预对糖尿病高危人群健康管理的影响［J］.齐鲁护理杂志，2019，25（23）：133-135.

[16] 国家心血管病中心，国家基本公共卫生服务项目基层高血压管理办公室，国家基层高血压管理专家委员会.国家基层高血压防治管理指南 2020 版［J］.中国医学前沿杂志（电子版），2021，13（4）：26-37.

[17] 吴木娣.高血压患者生活方式的健康教育与护理干预研究［J］.心血管病防治知识（下半月），2019，9（23）：71-73.

[18] 李萍，穆红玲，王梅.分层级规范化培训对医院在职护士的培训效果［J］.卫生职业教育，2020，38（6）：134-136.

［19］章雅青.新入职护士培训的实践现状与思考［J］.上海护理，2021，21（3）：1-6.

［20］阚杰.临床护理实习生带教中精细化管理的运用分析［J］.医学理论与实践，2018，31（13）：2033-2034.

［21］罗颖，王桂杰，李彩红.健康体检护理质量管理中的重点难点问题分析与对策［J］.护理实践与研究，2019，16（20）：145-146.

［22］陈静，方红丽，刘杨琼，等.健康管理中心护理质量评价指标体系的构建［J］.昆明医科大学学报，2022，43（4）：170-174.

［23］王陇德.健康管理师·国家职业资格三级［M］.2版.北京：人民卫生出版社，2019.

［24］朱立宁，李斐，郭玉梅，等.医院体检中心护理安全隐患分析及应对措施［J］.中国社区医师，2022，38（26）：139-141.

［25］魏芳.体检者对体检中心护理的标准化服务需求研究［J］.中国标准化，2022（16）：231-233.

［26］秦国玲.健康教育路径在体检中心的应用价值［J］.中国医药指南，2020，18（24）：64-65.

［27］于洋.基于健康体检数据的慢性疾病风险预测与体检套餐优化［D］.大连：大连理工大学，2020.

［28］李岚.综合医院体检中心医院感染管理现状与对策［J］.现代医药卫生，2019，35（24）：3879-3881.

［29］朱雨悦，陆妍，金玉 . 幽门螺杆菌感染的非侵入性检测方法研究进展［J］. 中国医药，2023，18（5）：797-800.

［30］朱小燕 . 健康体检中心的服务管理现状及对策［J］. 中国质量与标准导报，2017（11）：66-68.

［31］李冬冬 . 护士在体检导诊过程中预防医患纠纷的措施研究［J］. 临床医药文献电子杂志，2020，7（1）：93.

［32］谈佳，李小珍，李卫 . 健康管理机构护理服务标准体系的构建与应用［J］. 中国卫生标准管理，2022，13（23）：1-5.